西方历史上的瘟疫

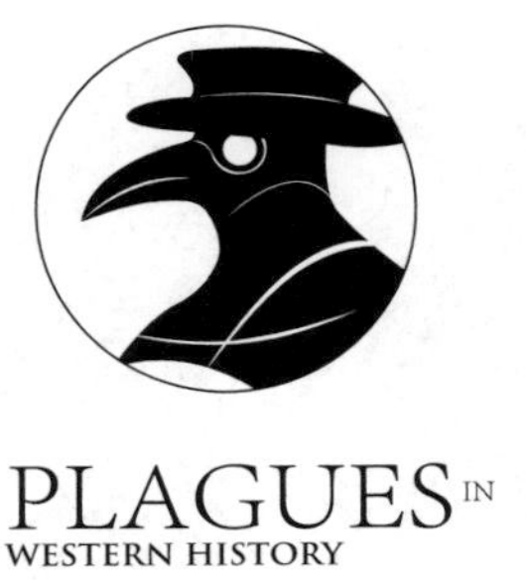

PLAGUES IN WESTERN HISTORY

方长明 著

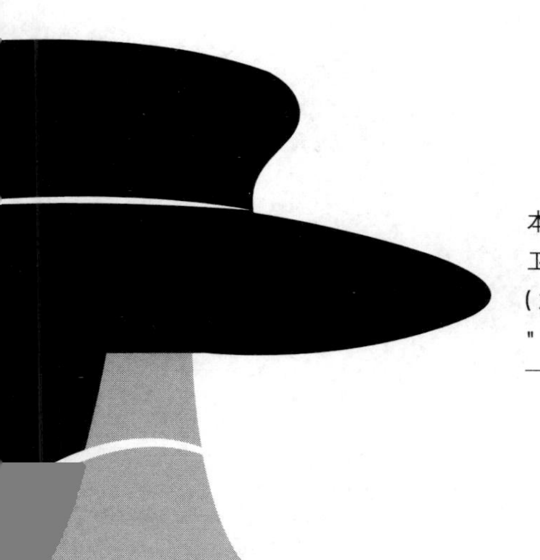

本书是2020年国家社会科学基金重大项目"公共卫生安全视域下的'灾害文化'与强韧社会构建"（20&ZD152）的阶段性成果，并受到中南民族大学"中国史——国家民委重点建设学科"的经费资助。

社会科学文献出版社
SOCIAL SCIENCES ACADEMIC PRESS (CHINA)

前　言

“瘟疫”是指由细菌或病毒引起的大型、具有传染性、可导致死亡的烈性流行病。因其可怕的后果，“瘟疫”已经成为“灾难”的代名词。

人类的历史一直伴随着各种各样的瘟疫。人类自产生几万年以来，社会不断发展、文明不断进步。文明程度的提高带来了更好的生活，提高了人类应对自然的能力，但也带来了严重的危险。随着人类对自然的不断开发，接触未知病毒的可能性也在加大。交通的日益便利意味着病毒能更快、更广泛地传播，从而造成更大范围的瘟疫。

作为最容易被忽略的历史变量——瘟疫，一直在塑造历史并深刻地改变文明的进程。然而，人类历史上的瘟疫似乎正在被历史学家、社会学家遗忘。在分析历史的关键时刻时，军事征服、经济革命、技术突破往往被置于核心位置。雅典瘟疫改变了雅典和斯巴达之间的力量平衡，结束了伯里克利的黄金时代和雅典人在古代世界的主导地位。查士丁尼瘟疫加速了古罗马的衰落，历史被永远改变。当欧洲的殖民者将瘟疫带给没有免疫能力的土著人群后，土著人大量死亡，瘟疫再次改变了历史。瘟疫还影响了国家安全、社会经济和个人生活，对宗教、艺术、现代医学和公共卫生的兴起产生了巨大的影响。

在人类历史上和现实中有无数不同的疾病，它们有着不同的特征。与所有慢性病不同的是，瘟疫会引起恐慌和焦虑。癌症尽管有极高的致死率，但它不具有传染性，不会害及旁人。即便是具有传染性且目前尚无有效治疗手段的艾滋病，其传染途径亦极其有限，人类也能进行有效预防。因此，它们不会引起社会恐慌，给人类带来巨大的心理冲击。此外，瘟疫具有极大的破坏性，它会在很短的时间内造成巨大的人口伤亡，并且人类在处置不当或无力应对的情况下，只能任其肆虐、等它自然消失。迄今为止，天花是唯一被人类主动消灭的烈性传染病毒。

如今，在历史上出现过的传染病毒依然栖息在世界的某个角落，未来，人类还将面临更多新的传染病毒。在 21 世纪的第一个 20 年里，人类社会已经 5 次遭到病毒的袭击：从 2003 年的“严重急性呼吸综合征”（SARS，俗称“非典”），到 2009 年的“甲型流感病毒”（H1N1），到穿插其间数次暴发的“埃博拉病毒”（Ebola Virus），再到 2012 年的“中东呼吸综合征”（MERS），以及正在发生的“新型冠状病毒肺炎”（COVID－19）。这些疫情的发生在不断地改变我们的生活，也充分暴露了现代社会在突发传染病面前的脆弱。人类一直生活在一个与无数病毒并存的世界中，我们需要时刻警惕，要与自然和谐共存。

人类历史上有一些瘟疫具有世界性特征，本书将只以西方世界为描述对象。本书的目标并不是对历史上的瘟疫进行详细的医学分析，而是在材料许可的情况下对瘟疫的病理表现、医疗手段进行简要描述，鼓励读者深入思考，关注我们身处的现代社会为应对新的微生物挑战所做的准备情况。本书还是一本历史著作，但它不同于医学史的写作，而是希望通过对这些历史事件的描述提高人们对瘟疫的警觉。

目　录

导论　西方古代世界的瘟疫

一　古代世界的疾病

疾病一直与人类历史相伴随。成书于汉代的《神农本草经》记载了公元前 3000 年的疾病；英国伦敦的维康历史医学博物馆（Wellcome Collection）陈列了一枚差不多同一时期的巴比伦医生印章；1862 年在底比斯的一座坟墓中发现的莎草纸上记载了公元前 1500 年前后的流行性发热；在《出埃及记》中记载了公元前 1500 年杀死埃及国中所有长子的瘟疫，不仅是平民的长子，法老的长子也难逃其灾，不论真伪，这是有记载的疾病对历史产生影响的第一个例子，也正是此次瘟疫最终使埃及法老允许他的以色列奴隶离开埃及前往以色列。

宗教书籍对古代世界瘟疫的记载很多都与战争联系在一起。《撒母耳记》中描述了公元前 1141 年以色列人与非利士人之间的战争。非利士人打败以色列人并抬走了以色列人的约柜，然而，约柜给所到之处带来了瘟疫，从亚实突（Ashdod）到迦特（Gath）再到以革伦（Ekron）。在遭受瘟疫侵袭七个月后，非利士人决定将约柜送回以色列。

二　雅典的瘟疫

公元前430年雅典的瘟疫是疾病对历史进程产生影响的一个典型例子。5世纪初，雅典帝国正处于鼎盛时期。这个小小的希腊城邦国家击败了当时强大的波斯王大流士。然而好景不长，在打败强大外敌之后，公元前431年，希腊最强大的两个城邦——雅典和斯巴达之间发生了战争，史称伯罗奔尼撒战争。与斯巴达拥有强大的陆军相比，雅典有强大的海军，它可以通过陆上的防御战和海上的进攻战来击败斯巴达或至少维持两者之间的平衡，并能够通过源源不断的海外补给为雅典提供充足的物资。然而一场瘟疫改变了战争的走向。

（一）瘟疫的暴发

据载，公元前430年，埃塞俄比亚发生瘟疫，瘟疫很快席卷了非洲北部和西部，又从埃及通过海上航线穿越地中海到达比雷埃夫斯港并传入雅典。很多健康的人，突然间毫无征兆地感染了瘟疫。

这次瘟疫在当时是前所未见的。被西方称为“医学之父”的希波克拉底就生活在当时的塞萨利，但他对瘟疫没有留下任何描述。希腊历史学家修昔底德在他的《伯罗奔尼撒战争》中记录了这场瘟疫。修昔底德认为，希腊的医生们没有认识到这种疾病。为了让人们在瘟疫再次暴发的时候能很快认识它，修昔底德对瘟疫的症状进行了详细的描述：瘟疫没有潜伏期，感染后患者头部剧烈发热，眼睛发红和发炎，喉咙和舌头很快充血，然后开始呼吸不畅，打喷嚏和声音沙哑，猛烈地咳嗽，恶心，猛烈地抽搐，身体表面摸起来不太热，肤色看起来也不太苍白，但逐渐会呈现从青到红的淡灰色，并在皮肤表面长出脓疱和溃疡。许多人还经历了失眠和不安。修昔底德还说，患者有一种无法抑制的口渴，迫使他们自己跳到井里。感染者通常在感染后的第七天或第八天死亡。如果有人能挺过这段时间，那他/她就会患上无法控制的腹泻，这经常也会导致死亡。那些活过这一阶段的人可能会终身忍受瘫痪、健忘或失明的折磨。幸运的是，瘟疫的感染提高了人的免疫力，很少有人会二次感染，即便二次感染，也不会致命。①

对于雅典瘟疫到底是什么疾病，学术界一直没有给出一个能普遍接受的结论，医学史上也无定论。人们只能根据历史文献中简要的描述对照已经确定的疾病的症状进行推测，认为雅典瘟疫可能是天花、腺鼠疫、斑疹伤寒或者麻疹。

（二）瘟疫的社会影响

雅典的瘟疫无疑是雅典帝国灭亡的重要因素之一。修昔底德作为一个历史学家，并未受过任何医学训练，他的工作主要是客观地记录历史，但是他在其著作中专门论述这场瘟疫，详细记录患者症状，足见瘟疫不仅是前所未见的，而且对战争走向及雅典命运的影响重大。

瘟疫对雅典和希腊产生了一系列影响。雅典瘟疫的第一个影响是造成了城市人口的大量死亡。伯里克利在斯巴达人围攻雅典

① Thucydides, *The History of the Peloponnesian War*, London: Folio Society, 2006, pp. 48 – 51.

之前就把农村人口迁入城内，导致城内人满为患。因此，尽管瘟疫只肆虐了很短的一段时间，却造成了大量的死亡。由于没有确切的人口记录，所以无法得知具体死亡人数，但据估计有数万人死于瘟疫。[①] 很多人认为，袭击雅典的瘟疫是古希腊历史上最致命的疾病。除了直接的造成人口死亡外，瘟疫还导致了士气的崩溃。这也是大流行疾病时期的常见现象。

瘟疫对雅典最显著的影响或许是它对雅典政治的打击。瘟疫夺去了伯里克利的生命，他被誉为那个时代最伟大的政治家。几乎在所有的史书上，学者们都用同一种声音赞许伯里克利的智慧、勇气和清廉。他的去世可能改变了整个战争的结局，如果斯巴达人在公元前 425 年至公元前 424 年冬季提出和平提议可能会提前结束这场旷日持久的战事，那么公元前 415 年的西西里远征可能就不会发生。伯罗奔尼撒战争从本质上讲就是雅典和斯巴达之间的冲突。雅典拥有当时最强大的海军，而斯巴达则拥有当时最强大的陆军。韦伯斯特认为："斯巴达拥有当时世界上最强大的陆军，但他们几乎没钱，也几乎没有海军。雅典拥有一支强大的海军，一个富庶的国库和一座坚不可摧的城市。如果雅典不能在陆战中面对斯巴达，那么斯巴达也不能对雅典或它的属地造成太大的打击。出于这些原因，伯里克利的政策就是等待。"所以伯里克利力图避开与斯巴达军队的陆上冲突，并用海军保护雅典的贸易，以便获得源源不断的财税支持，并最终拖垮对手。[②]

---

① Thucydides, *The History of the Peloponnesian War*, London: Folio Society, 2006, p. 52.

② J. F. D. Shrewsbury, "The Plague of Athens," *Bulletin of the History of Medicine* 24 (1950): 1－25.

瘟疫也引发了深刻的社会变化，对雅典和希腊都产生了深远的影响。学界对于公元前 430 年的大瘟疫有一个社会政治学推论。瘟疫首先破坏了人的肉体，进而摧毁了文明社会的准则和价值体系。瘟疫袭击了所有的阶层，无论贫富。医生们束手无策，他们自己也大批地死去。修昔底德在对瘟疫影响的分析中着重提到了这种后果。瘟疫所造成的死亡阴影释放出的无政府主义吞噬了整个城市。人们开始活在当下，自我放纵，无视一切神圣和法律，沉溺于暴食和酗酒。修昔底德这样描述雅典人：不管是天上的神还是人间的法律都无法约束人了。对于前者，人们发现不管是否敬神都会死去；至于后者，没人指望能活到被判刑的那天。①历史悠久的习俗和社会约束被抛诸脑后，“希腊学派”（School of Hellas）也很快沦为自然状态。随着公民义务和宗教信仰的衰落，迷信开始盛行，人们尤其沉溺于古代的神谕。瘟疫营造了一种氛围，击垮了城市的精神支柱。瘟疫可能打破了个人利益与公共利益之间微妙的平衡。在瘟疫暴发之前，雅典出现了一种具有高度社会责任意识的氛围，这种氛围能够使个人或政党的野心有效地屈从于更大的社会需要。随着瘟疫带来的犬儒主义和绝望情绪蔓延，雅典人越来越展现出自我中心的精神状态。

瘟疫杀死了很多人，使首都士气低落，尤其是西西里远征后，海军力量遭到毁灭性打击，使雅典无法对斯巴达展开决定性的进攻。到公元前 404 年，伯罗奔尼撒战争以雅典的失败宣告结束。

---

① Thucydides, *The History of the Peloponnesian War*, London: Folio Society, 2006, pp. 52 – 53.

三　罗马的瘟疫

在罗马帝国衰败的过程中也能找到疾病的因素。瘟疫之前的罗马已经在公共卫生方面有了明显的改善，但在应对瘟疫时依然缺乏基本的准备。

（一）罗马公共卫生的改善

欧洲很早就开始建排水系统，最有名的是伊达拉里亚人在公元前6世纪建造的马克西姆下水道（The Cloaca Maxima），这是他们留给罗马人的重要遗产。它的设计方案被意大利和罗马帝国其他的地方效仿。此外，罗马在1世纪普遍建造公共厕所。其中最有名的是公元70年前后由帝国皇帝维斯帕先（Vespasian）建造的装有大理石的公厕。

充足的净水供应是城市卫生的基本保障。第一个引水渠早在公元前312年就把干净的水源引入了罗马。到公元元年前后罗马共建设了6条渠道，经过100多年的发展，每天至少有10条渠道向罗马供应约100万立方米的净水。这些巨量的水供应中有大约一半用于公共澡堂，而城中的200万名居民人均每天可以使用200升的净水。卡拉卡拉（Caracalla）浴场建于公元200年左右，一次可以容纳1600名沐浴者。

公元64年的尼禄大火将罗马城烧毁殆尽，但也为罗马城的重建提供了一个机会。重建后的罗马城有笔直的道路、宽阔的广场。市政官员监管街道的清洁工作，制定易腐食品的保存规则，他们还储存大量的粮食以防饥荒，此外还规定禁止在城内埋葬逝者，同时还使用更加卫生的火葬方法，只不过随着基督教的兴起以及肉身复活观念的流行，土葬又取代了火葬。

尽管罗马在公共卫生方面已经有了明显的改善，但此时的罗马人并不拥有疾病知识。罗马的卫生设施虽然在一定程度上保障了人们的健康，但在瘟疫面前却毫无招架之力。

罗马是古代西方世界的一个庞大帝国，它的触角不断向外延伸。在罗马鼎盛时期，它的范围南达撒哈拉沙漠、北至苏格兰边境、东触里海和波斯湾、西到西班牙的大西洋海岸。广阔的疆域也为灾难埋下了隐患。帝国中心和广阔腹地之间的不断交流，使得任何一种疾病都可能在更大范围内快速地传播，然而帝国尚且缺乏与疾病做斗争的基本措施。

（二）坎帕尼亚疟疾

1 世纪，一种非常严重的疟疾出现在了罗马周围的农业区，并在随后的 500 年中一直存在。位于罗马南部的坎帕尼亚（Campagna）土地肥沃，是罗马城重要的蔬菜供应基地。但疟疾使整个坎帕尼亚荒废，这里的小农纷纷逃往罗马，也将疟疾带到了罗马。在随后漫长的时间里，罗马人的健康受到严重影响，婴儿活产率持续下降，甚至降低了罗马人的平均寿命。疟疾成为长期困扰罗马人的疾病。

（三）奥罗修斯瘟疫

1 世纪末，在匈奴入侵的压力下，欧亚大陆中部的日耳曼部落开始大规模西迁。这个由亚兰人（Alans）、东哥特人（Ostrogoths）和西哥特人（Visigoths）组成的大迁徙队伍最终淹没了罗马。同时，他们带来了欧洲所不知道的疾病。

在与遥远国家和民族接触的同时，罗马也接触到了很多以前未曾发生的瘟疫。罗马的第一次大规模瘟疫是前述的疟疾大暴发。到 125 年，罗马又暴发了奥罗修斯瘟疫（Plague of Orosius）。这场瘟疫得名于记录它的历史学家——奥罗修斯。奥罗修斯是 5 世纪的罗马历史学家。这次瘟疫是“饥荒—瘟疫”的一个典型。瘟疫暴发之前蝗虫肆虐，摧毁了大面积的农作物。瘟疫涉及范围广泛，努米底亚（Numidia）尤为严重，据载有 80 万人死亡。而在非洲北部沿海地区也有约 20 万人死亡。[①] 这些数字可能被夸大，但表明死亡的人数很多。瘟疫从非洲传到意大利，也造成了大量的人员死亡，很多村庄甚至整个城市都被迫遗弃，变成废墟。

（四）安东尼瘟疫

40 年后，安东尼瘟疫（Plague of Antoninus）袭来，这场瘟疫也被称为“盖伦医生瘟疫”（Plague of Physician Galen）。瘟疫最早在罗马军队围攻塞琉西亚［Seleucia，位于底格里斯河（Tigris River）的一个重要城市］时出现。从 164 年到 166 年，瘟疫主要局限于叙利亚，而随着军队的回归，瘟疫也在 166 年传到罗马，并迅速蔓延到帝国各地。

瘟疫得名“安东尼瘟疫”是由于瘟疫暴发之时正值五贤帝中的最后一位——马克·奥勒留·安东尼（Marcus Aurelius Antoninus）

---

① R. S. Bray, *Armies of Pestilence*: *The Impact of Disease on History*, Barnes and Nobel, 2000, p. 12.

统治期间。之所以也称其为“盖伦医生瘟疫”，是因为盖伦（Galen）留下了对瘟疫的描述。盖伦是希腊的医生，他不仅目睹了瘟疫的暴发，而且描述了它的症状和过程。

这场瘟疫比较常见的症状有发烧、腹泻、呕吐、口渴、咽喉肿痛和咳嗽。盖伦还注意到患者的腹泻物呈黑色，这表明患者的消化道出血。患者咳嗽时会产生恶臭，整个身体的皮肤呈红色和黑色并有出疹现象。发病的地方会溃烂，等表面结痂部分脱落后皮肤会恢复健康，但会留下疤坑。[①] 感染者一般会出现两周左右的症状。而且感染者并不会全部死亡，幸存下来的人会对疾病产生免疫力。根据盖伦的描述，这种瘟疫很可能是天花。

对于瘟疫暴发的原因，历史学家众说纷纭。同时还流传着两个比较有趣的传说。在第一个传说中，罗马将军、后来的联合皇帝卢修斯·维鲁斯（Lucius Verus）在他洗劫塞琉西亚城的过程中打开了一个封闭的坟墓，从而释放了疾病。这个故事表明，瘟疫是一种惩罚，是对罗马人违背对神的誓言洗劫这座城市的惩罚。在第二个传说中，一个罗马士兵在巴比伦的阿波罗神庙里打开了一个金色的棺材，从而使瘟疫逃脱出来。古代世界将瘟疫的暴发归咎于亵渎神灵或者违背誓言是常见的做法。除了这两个传说外，还有人指责是基督徒让众神愤怒，导致了瘟疫的暴发。

安东尼瘟疫对罗马帝国产生了重大的影响。瘟疫导致了大量的人口死亡，摧毁了一些地区三分之一的人口。由于缺乏准确可信的人口统计数据，瘟疫造成的实际死亡人口数据一直是学术界

① R. J. and M. L. Littman, “Galen and the Antonine Plague,” *American Journal of Philology* 3 (1973): 254 - 255.

争论的话题。但无可争议的是，在169年，与安东尼共同执政的皇帝卢修斯·维鲁斯（Lucius Verus）死于这种疾病。11年后，也就是180年，皇帝安东尼感染疾病，死于他的军营，有人猜测他也是感染了安东尼瘟疫。[①]

瘟疫削弱了罗马军队的战斗力。瘟疫暴发时，罗马军队由28个军团组成，总计约15万人。军团训练有素，装备精良，但无人能阻止他们染病并死亡。疾病和死亡造成了人力短缺，特别是在日耳曼边境，从而削弱了罗马人保卫帝国的能力。由于缺乏可用的士兵，安东尼征召所有能打仗的人：自由的奴隶、日耳曼人、罪犯，甚至连城中供人娱乐的角斗士也应召入伍。这些征召来的非正规军战斗力明显很弱，167年，日耳曼部落200多年来首次横渡莱茵河。外部的攻击，尤其是来自日耳曼人的攻击，加速了罗马军队的衰落，与此同时出现的经济上的混乱，最终导致了帝国的衰落。

（五）居普良瘟疫

安东尼瘟疫结束后，罗马度过了平稳的60年。在德西乌斯（Decius）和加卢斯（Gallus）统治时期，居普良瘟疫（Plague of Cyprian）暴发。

瘟疫定名为“居普良瘟疫”是因为迦太基的基督教主教居普良（Cyprian）观察并记录了这场瘟疫。他这样描述瘟疫症状：剧烈的腹泻和呕吐、喉咙溃疡、发烧、手脚腐烂或出现坏疽。

---

① J. F. Gilliam, “The Plague under Marcus Aurelius,” *American Journal of Philology* 3 (1961): 225 – 251.

据说这次瘟疫在251年发源于埃塞俄比亚，然后传到了埃及和其他的北非罗马殖民地，再经由地中海传到了罗马，并从那里开始迅速感染了整个帝国。这次瘟疫和125年的奥罗修斯瘟疫类似，也与饥荒联系在一起，在瘟疫之前蝗虫大肆侵袭了农作物。对于瘟疫起因的解释和其他瘟疫一样，被认为瘟疫起源于超自然的力量，是神的惩罚。

居普良瘟疫影响范围广，几乎传染了当时西方已知世界的所有地方。它的传染速度极快，不仅通过人与人之间的接触传播，还会通过病人穿过的衣服或使用过的物品传播。所幸，病毒的传播具有季节性，从秋天开始，持续到冬天和春天，随着夏季炎热天气的到来逐渐消失。但病毒具有反复性和很强的致死性，疫情造成了大量的人口死亡，据说罗马在最严重的时候每天有5000人死亡。高死亡率严重削弱了军队的力量，并造成了大规模的劳动力短缺。瘟疫还夺去了两位罗马皇帝的生命，251年与加卢斯共治的皇帝霍斯蒂利安（Hostilian）染疾去世；到270年，瘟疫仍在肆虐，当时的皇帝克劳狄二世［又称克劳狄·哥提库斯（Claudius Gothicus，Gothicus意为“哥特征服者”）］也死于瘟疫。

居普良瘟疫持续了20年之久，其间出现了普遍的恐慌。成千上万的人逃离乡间，涌向拥挤的城镇，这不仅导致了新的疫情暴发，而且导致大片农田变成荒地，加速了农业生产的崩溃。缺乏领导和罗马军团士兵的大量死亡也削弱了罗马抵御外敌的能力。在疾病蔓延之时，日耳曼部落入侵高卢、帕提亚人攻击美索不达米亚。自然灾害、饥荒、战争交织在一起，耗尽了人民的精力，帝国也陷入动荡。居普良说道，世界似乎到了尽头。

四　瘟疫与基督教的兴起与医学的没落

瘟疫对罗马帝国的肆意蹂躏给帝国带来一系列沉重的打击，但客观上促进了基督教的发展，并最终确立了基督教在欧洲社会的宗教主导地位。瘟疫夺走了上至皇帝下至普通百姓的生命，他们无法解释瘟疫暴发的原因，也无法提出预防瘟疫的建议，更不用说治疗病人了。基督徒在照顾病人和埋葬死者方面发挥了重要的作用。而那些知道自己将死于这种疾病的基督徒声称自己是殉道者，同时向不信教的人传播基督徒死后可能获得回报的思想。最终，基督教在罗马帝国和地中海世界广泛传播。但基督教在欧洲社会宗教主导地位的确立，又决定性地影响了4～14世纪医学的发展路径。在基督教世界里，医生和神职人员往往是同一个人。

根据老普林尼（Pliny the Elder）的说法，罗马人在没有医生的情况下生活了600年。人们会用偏方和祭祀特定的神来为人治病。最典型的神有阿波罗和埃斯库拉庇俄斯（Aesculapius）。阿波罗是集健康和瘟疫于一身的天神，他会救助人们免受疾病的侵袭，但他同时也是一位可以用剑带来疾病和致命瘟疫的神。各地民众也会祭祀当地的半人神（Demigods），这些神一般与疾病或身体机能相关。罗马的半人神不计其数，他们“分管”人体的不同部位并应对不同的疾病，而且每个神都有独有的祭拜仪式。由于众多神的存在，医生的工作便变得非常“轻松”，只需要根据患者的疾病来祭拜相应的神灵。如果患者得以痊愈，那就是神灵应了人的请求；如果患者没有痊愈，那就是召唤了错误的神或者举行了错误的祭拜仪式。

对罗马人来讲，行医有损他们的尊严。早期的医生主要是有希腊血统的奴隶。到恺撒时期，这些奴隶医生获得了自由。在奥古斯都治下，医生的地位有所提高。当大瘟疫袭击罗马时，人们求助于古代的神灵或希腊医生，但都没有成功。

罗马幅员辽阔，帝国内民族众多，信仰庞杂，其中犹太教影响最大。犹太人以他们的道德准则和对病人及穷人的救治而闻名，吸引了很多外邦人（Gentiles，非犹太人）。并形成了一批"敬畏上帝者"（God-fearers）。最早的基督教传教士如使徒保罗就是"敬畏上帝者"中的第一批皈依者，而罗马帝国的基督教就是在这些外邦人的集会中建立起来的。

在基督教经典《圣经》的福音书中记载了许多"奇迹"。《圣经》的《路加福音》（*St Luke*）记载了20个奇迹，除了3个与医学无关外，其余的奇迹或是逝者起死回生，或是疾病被治愈。《路加福音》还写道："耶稣叫齐了十二个门徒，给他们能力、权柄，制伏一切的鬼，医治各样的病。"① 由此可见，基督教从一开始就和医治疾病联系在一起，这也是它获得追随者的重要原因。

与罗马多神论体系信徒不同，基督徒认为在需要的时候帮助他人是一种义务，比如为那些因身染疾病而无法照顾自己的人提供食物和水。这些简单的照应和护理为基督徒赢得了良好的声誉，同时也密切了他们同周围的人之间的关系。

瘟疫流行时期，基督教给疾病中的人们带来了罗马多神宗教所没有的新希望：有死后身体复活的应许，有对真心悔改者的祝

---

① 《路加福音》9：1。

福。基督教在危机时期为生死提供了意义。死去的人将进入天堂的教义为那些将不幸死去的人减轻了恐惧，给那些有幸活下来的人带来了安慰。基督教对来世救赎的承诺吸引了更多的追随者，从而在罗马多神文化中推动了一神论的发展。更重要的是，基督的奇迹以及赋予追随者的神奇力量有治愈疾病的能力，甚至能战胜死亡本身。因此，在一系列的瘟疫中，基督教会的特殊功能促进了它的发展。到3世纪中叶，小而分散的基督教社区逐渐合并成一个个成熟的教会，这个进程由于不断出现的瘟疫而大大加快。在饥荒、地震或瘟疫发生的时候，皈依基督的人数更多。

基督教与治疗疾病的特殊关系逐渐催生了民众对“治疗者基督”（Christ the Healer）的崇拜。即便3世纪末的戴克里先迫害也未能铲除基督教，反而起到了相反的效果。到4世纪末，基督教最终成为罗马帝国的官方宗教。

然而，基督教的兴起，对医学却造成了巨大的打击。它不仅没有推动医学的发展，反而还为医学发展设置了巨大的、难以逾越的障碍。古典的希腊自然主义医学遭到了决定性的否定。

尽管古代希腊社会对疾病的描述具有一些超自然的倾向，但自然主义的特征犹如暗夜里的明星。实际上，自然主义的世俗观点在伯里克利时代盛极一时。修昔底德对瘟疫的描述完全是自然的，没有任何神秘和超自然的色彩。古希腊的医学家希波克拉底则最具典型性。希波克拉底是古希腊伯里克利时代的医师，因其身处上古时代，医学极其落后，但他能将医学发展为专业学科，并使之与巫术及哲学分离，其著作始终强调一个中心论点：疾病是纯粹自然的事情，只能用世俗的原因解释，也只能用理性的方法来治疗。故而被后世尊称为“医学之父”。他所订立的医师誓言，即“希波克拉底誓言”，更成为后世医师的道德纲领，直至今天。

希波克拉底对癫痫的讨论是自然主义最有力的表现。相比于其他任何疾病，癫痫都更像是神或魔鬼附身，也因此被称为“神圣疾病”，这种神圣疾病在后世的很多宗教里都有体现，很多“得道者”往往都会经历这样一个发病的过程。但希波克拉底认为即便这种所谓的“神圣疾病”的产生也有纯粹的自然原因。他这样写道：“这种疾病在我看来，与其他疾病相比，丝毫不更加神圣，它有一个自然的原因……人们出于无知和好奇，把它归于神圣。这种神圣性只不过是由于他们无法理解它和治愈它。那些最早把这种疾病归罪于神灵的人，似乎就是现在那些巫师、净化者（Purificators）、江湖郎中和骗子，他们自认为极其虔诚，比别人懂得多。于是，这些人以神性为借口，掩盖自己的无能……他们还制定了一套对他们自己非常安全的治疗方式，如驱魔、通过仪式洗涤病人的罪、使用咒语，同时强行禁止病人洗澡、禁食某些食物。此外，还有其他很多仪式。如果病人恰好康复，那便是‘医疗’起到了作用，如果病人死去，那自然就会怪罪到神的头上。”①

希波克拉底推动了古代西方医学在疾病认知上的巨大进步。他信奉医学哲学，创立了“体液医学”，主张把宇宙的宏观世界和人体的微观世界都看作是完全由自然法则支配的，提出了关于控制人类身体状况的四种体液的概念：血液、粘液、黑胆汁、黄胆汁，反对用超自然的力量解释疾病或治疗疾病。根据体液理

---

① Hippocrates, “On the Sacred Disease,” trans. by Francis Adams, http://classics.mit.edu/Hippocrates/sacred.html, Accessed Feb. 17, 2020.

论，人体内四种体液的平衡是健康的关键，任何不平衡都会导致疾病的产生。因此，任何疾病都源于自然原因，而非超自然力量。

前述记录安东尼瘟疫的希腊医生盖伦（129～216），继承并发扬了希波克拉底的理论，认为疾病是由人体内的不平衡引起的。而且，在体液理论的基础上，又提出了这样一种观点，即四种体液结合在一起形成组织，组织又形成器官，器官又形成整个身体。他治疗疾病的方法仍然基于对体液理论的逻辑应用。盖伦是罗马时代重要的医学家，他写就了大量的著作，但大部分在191年的大火中被烧毁，未能传世。盖伦的医学理论不仅涉及医学实践，还涉及认识论。他认为获取知识有两种途径：推理与经验。通过推理，医生可以准确地选择治疗疾病的方法。通过经验则使医生观察到特定治疗方法的成功与失败。

在佩加蒙（Pergamon）被罗马帝国控制之后，盖伦便前往罗马。在那里，他力排众议，用动物进行了大量的解剖试验。并最终成为马克·奥勒留（Marcus Aurelius，161～180年在位）、鲁基乌斯·奥雷里乌斯·康茂德安东尼努斯（Lucius Aurelius Commodus Antoninus，180～192年在位）、塞普蒂米乌斯·塞维鲁（Septimius Severus，193～211年在位）三位皇帝的御医。盖伦认为医学是一门精确的人类科学，人的身体是自然有序的构造。为了达到最佳的健康状态，他提出了一个与现代健康理论相一致的建议：坚持锻炼、均衡饮食、保持良好的卫生习惯。

然而历史的发展，并非线性向上的。在近代自然科学兴起之前，在人类对世界的认知中，超自然力量继续扮演着重要的角色。随着基督教的兴起，神圣和邪恶力量在疾病中的作用越来越大甚至通过正式的宗教经典被确认。

在《圣经》的《创世记》中，亚当和夏娃起初居住在没有疾病、没有痛苦的伊甸园中。他们曾无忧无虑，但因受了蛇的诱骗，违背了上帝的旨意，偷食了分辨善恶树上的禁果。这种罪恶被认为是人类从优雅和纯真中堕落。亚当和夏娃的悖逆激怒了上帝，因此被驱逐出了伊甸园。作为对他们的惩罚，上帝让他们忍受疾病、辛劳、分娩时的痛苦，① 最后死亡。在这里，疾病被明确是上帝对人类的罪的惩罚。

如前文所述，《出埃及记》里也特别提到了流行病。按照《圣经》的解释，在人类堕落后，上帝选择了以色列人，他们是一群在埃及过着奴隶生活的人。上帝通过摩西和亚伦告诉法老让他的百姓自由离开，但法老予以拒绝，最后上帝就在埃及人身上降临了一系列可怕的瘟疫，法老的长子也未能幸免。在这里，再一次因为上帝的愤怒带来了疾病。

《诗篇》对流行病也进行了重要的论述，它再次表达了疾病是愤怒的上帝惩罚人类的观点。《诗篇》91 具有特殊的历史意义，它成了大瘟疫的经文，被在欧洲各地的基督教讲道坛上诵读。它不仅解释了灾难，也给信徒带来了希望："你必不怕黑夜的惊骇，或是白日飞的箭。也不怕黑夜行的瘟疫，或是午间灭人的毒病。虽有千人仆倒在你旁边，万人仆倒在你右边，这灾却不得临近你。……祸患不会临到你身上，灾难不会靠近你的住处。因为他必命令他的天使随时随地保护你。"② 这其实就是说，只要

① 《创世记》3：16。

② 《诗篇》91：5～6。

信奉基督教就可以不惧怕瘟疫，因为信徒受到了上帝的保护，瘟疫只折磨邪恶的人。

实际上，不仅古代的人会用上帝来解释瘟疫产生的原因，即便到了现代，这种现象依然存在。美国弗吉尼亚州的南方浸信会福音牧师、美国“道德多数”的狂热福音领袖杰里·法威尔（Jerry Falwell）就指出：“艾滋病不仅是上帝对同性恋者的惩罚，它还是上帝对容忍同性恋者的社会的惩罚。”①

除了上帝的愤怒会带来疾病外，恶魔也会带来瘟疫。这种理论用以解释为什么在瘟疫中，大量无辜的人如老人和儿童会死去。这种观点假设世界上存在强大的邪灵，它们通过法力将瘟疫带到人间。邪灵可能是一个具体化的人，比如女巫或被邪灵附身的无辜者，也可能是魔鬼本身。欧洲在这方面表现得尤为突出，直到19世纪才停止猎杀女巫。

由此可见，在基督教兴起之后，虽然行医成为教会的重要功能之一，照顾病人成为基督徒的重要职责之一，但基督教医生并不掌握现代科学知识，也并不掌握真正的医术。在他们看来，疾病是因罪而受的惩罚，是对基督徒纯洁生活的背离。要想获得治愈，只能通过奇迹的降临。治愈不一定只来自上帝，就像早期罗马众神干预治疗疾病一样，基督教的半神或圣人也可以被用来创造奇迹。实际上，许多罗马众神和早期基督教圣徒是同一个人，有些甚至连名字都没有改变太多。比如，罗马众神里主管发烧的女神菲布利斯（Febris，意为“发烧”）在基督教里就被称为圣·

① The Rev Jerry Falwell, Guardian, May 17, 2007, https://www.theguardian.com/media/2007/may/17/broadcasting.guardianobituaries, Accessed Feb. 17, 2020.

菲布洛尼亚（St Febronia），只是对名字进行了简单的改动。因此，可以说中世纪基督教医生更多的是信仰治疗师，而不是医生。一千年来，他们主要依靠超自然的干预来治病，世俗的治疗只起辅助作用。而这些辅助治疗本身也不过是一些迷信：吞下手写的祈祷文或圣物碎片、忏悔、禁食或献祭。因此，当大瘟疫来袭时，教会和修道院也往往遭受沉重打击。在查士丁尼瘟疫之前，君士坦丁堡地区有80多座修道院，但瘟疫过后，这些修道院大部分都消失了。毫无疑问，这种数量的下降是瘟疫造成的。[①]

虽然神职人员在瘟疫中遭受了巨大挫折，但拜占庭帝国在6世纪的危机中与基督教会建立了更紧密的联系。在灾难的包围下，信仰宗教的人数大量增加，教会获得的捐赠数额也大幅增加。在政府税收因瘟疫而严重枯竭的情况下，教会却可以从私人捐赠者那里获得更多的资金，因为瘟疫被理解为上帝对人类罪恶行为的惩罚，人们希望通过向教会捐赠而获得上帝的眷顾。

五　瘟疫与罗马帝国的灭亡

任何关于罗马帝国在西方灭亡的讨论都始于爱德华·吉本的《罗马帝国衰亡史》。吉本没有排除疾病暴发的影响。关于查士丁尼瘟疫，吉本认为“瘟疫和饥荒使罗马的灾害达到顶点”。[②] 但吉本认为罗马帝国衰落的主要原因是蛮族的入侵、罗马公民道德的

---

① J. A. S. , Evans, *The Age of Justinian*: *The Circumstances of Imperial Power*, New York: Psychology Press, 2000, p. 164.

② Edward Gibbon, “The History of the Decline and Fall of the Roman Empire,” *The Folio Society* 1 (1995): 91.

丧失以及基督教的兴起。而实际上，这三个方面都与瘟疫相关。

瘟疫不仅削弱了罗马抵御蛮族入侵的能力，而且深刻地影响了罗马人的身份认同以及作为罗马人的意义。瘟疫肆虐期间，罗马社会的各个阶层都尽受折磨直至死亡，不论贫富贵贱。成千上万罗马士兵的死亡降低了罗马士兵阶层的崇高地位。日耳曼部落的军事进攻降低了罗马帝国公民的高贵身份。这意味着昔日作为罗马人的身份认同价值开始走向瓦解，一种深深的焦虑感和无力感充斥着罗马人的内心。安东尼瘟疫不仅削弱了帝国的有形力量，即人力与物力，也削弱了罗马的无形力量，即罗马帝国本身所蕴含的意义——不可战胜性。由瘟疫引发的这些影响，都在客观上导致了罗马公民道德的丧失，也促成了基督教的兴起。

已有越来越多的历史学家认为，包括安东尼瘟疫、查士丁尼瘟疫在内的一系列疫情的暴发，是理解罗马帝国在西方开始衰落的一个重要起点。伯克认为，166 年前后暴发的瘟疫导致人口增长率的下降，进而军方不得不招募更多的农民和地方官员入伍，这反过来又导致了粮食产量的降低以及基层管理人员的缺失，最终削弱了罗马抵制外来入侵的能力。汉娜在《通往危机之路：帝国的城市、贸易和流行病》一文中认为，罗马的文化、都市生活和省市之间的相互依存促进了传染性疾病的传播，从而为帝国的瓦解埋下了隐患。①

① Eriny Hanna, "The Route to Crisis: Cities, Trade, and Epidemics of the Roman Empire," *Vanderbilt Undergraduate Research Journal* 10 (2015): 1 - 10.

第一章　两次鼠疫：恐怖的大死亡

鼠疫代表人类历史上可以想象到的最严重的瘟疫，也是有文献记载的最早的大流行（Pandemic）疾病。鼠疫在中世纪有两次大暴发。第一次是542年发生的查士丁尼瘟疫，杀死了无数的欧洲大陆人。第二次是始于1347年的大流行，它多次袭击欧洲社会，一直持续到16世纪晚期。鼠疫是人类历史上最具破坏性的流行病，它袭击了从西太平洋沿岸到大西洋沿岸的广大地区，导致了数以亿计的人口死亡。其中1347~1350年的第一波大瘟疫被后人称为黑死病，它在欧洲导致了1/3以上或2500万人以上的人口死亡，是人类历史上最可怕的一波瘟疫。

鼠疫是一种主要在啮齿动物种群中发现的人畜共患传染病，它通过鼠蚤叮咬或摄入受污染的动物组织传播给个体成员，是由鼠疫耶尔森菌（Yersinia Pestis）所致的烈性传染病。目前，科学研究已经发现73类200种哺乳动物自然感染鼠疫耶尔森菌。在世界范围内，黑家鼠（Black Rat/Rattus Rattus）和褐家鼠（Brown Rat/ Rattus Norvegicus）被认为是鼠疫耶尔森菌的共同宿主。东方鼠蚤（Xenopsylla Cheopis）是最常见的传播媒介，也是黑死病的主要传播者。除了东方鼠蚤外，还有30多种跳蚤是鼠疫耶尔森菌的带菌者。

当跳蚤叮咬受感染的啮齿动物，吸食了它们的血液后又叮咬了另一个未受感染的啮齿动物，一次传染就完成了。这种类型的传播称为野生鼠疫（Sylvatic Plague）传播。具有野生鼠疫稳定周期的啮齿动物种群病被称为地方性动物病。然而，感染的过程也可能造成家畜流行病。一只老鼠能为三到五只跳蚤提供寄生。黑家鼠通常会在感染后 5 天内死亡。受感染的啮齿动物死亡后，鼠疫蚤会存活 80 天。当鼠疫在一个地区流行时，结果可能是该地区整个啮齿动物种群被消灭。此时，携带鼠疫的跳蚤就会寻找新的宿主，而在这个过程中，人类被卷入其中。人类本身在鼠疫的自然循环中并没有起任何作用，但可能会接触到家养的动物如猫、狗等身上受感染的跳蚤，或者接触受感染动物的体液，从而参与到鼠疫的传播中去。在西方历史上，查士丁尼瘟疫和黑死病是最严重的两次鼠疫流行。

一　鼠疫的第一次大暴发
——查士丁尼瘟疫

居普良瘟疫后，西方世界获得了约 300 年的安宁。541 年，大瘟疫再次降临罗马帝国，这便是查士丁尼瘟疫（The Plague of Justinian）。查士丁尼瘟疫持续时间久，影响范围广。瘟疫一波一波卷土重来，大暴发一直持续到大约 590 年，余波直到 755 年才彻底消失，前后历时两百多年，也被称为西方历史上的第一次鼠疫大流行。

查士丁尼统治时期本该是东罗马帝国的辉煌时代。查士丁尼在君士坦丁堡筑起了一系列城堡，建造了许多宏伟的建筑，包括著名的圣索菲亚大教堂。查士丁尼法典体现了古罗马的法典精神，为后来几个世纪的欧洲司法奠定了基础。他组建了训练有素的军队，建立强大的国防。然而，在他统治期间，斯拉夫人占领了亚得里亚堡（Adrianople），波斯人洗劫了安条克（Antioch），而匈奴人几乎成功地占领了君士坦丁堡。他的统治始于辉煌，但终于衰落。究其缘由，与大瘟疫不无关系。

查士丁尼瘟疫是世界上最致命的瘟疫之一。瘟疫起源于541～542年，其源头和传播路线学界有两种猜测，一种认为起源于埃塞俄比亚，然后通过埃及蔓延到整个罗马世界；另一种认为起源于中亚草原，然后沿着商队贸易路线传播，最后蔓延到整个罗马世界。① 除了贸易路线外，军队调动也为瘟疫的蔓延提供了途径。君士坦丁堡第一次被感染是在541年的秋天。

君士坦丁堡当时不仅是东罗马帝国的政治中心，同时也是帝国的商业贸易中心，它位于黑海和爱琴海沿岸，是中东、北非贸易的重要集散点。当时的北非是东罗马帝国重要的粮食来源地。大量的谷物储存在巨大的仓库里，为跳蚤和老鼠的繁衍提供了温床，而跳蚤和老鼠对瘟疫的传播起到了至关重要的作用。很可能就是在运送粮食的过程中将带有瘟疫的老鼠和跳蚤带到君士坦丁堡，使瘟疫传播开来。

这一次瘟疫被估计为“淋巴腺鼠疫”（Bubonic Plague）。许多患者在症状出现前都有过幻觉，紧随其后就是突然发烧和极度疲劳，有些患者还会出现腹泻，发病后一到两天，病人腹股沟或腋窝会出现明显的肿块，有时耳旁也会有肿块。很多病人很快陷入深度昏迷，无法进食。症状出现后，病情就迅速恶化。有时患者因肿块

① William Hardy，McNeill，*Plagues and Peoples*，Anchor Press，1976，p. 125.

分解成坏疽性溃疡而在剧烈的疼痛中死去。患者身上都会出现黑色水泡。大多数人会在感染后第五天前后死亡，最快的甚至在感染后两三天内丧命，而最慢的也很难超过两周。由于当时并无有效的治疗方案，患者大量死亡。那些感染后幸存下来的人通常不得不忍受四肢和舌头逐渐萎缩的痛苦，这是典型的淋巴腺鼠疫后遗症。

查士丁尼瘟疫被认为是中世纪早期西方世界最严重的瘟疫。它造成了不可估量的人员死亡。它在君士坦丁堡肆虐了四个月，起初死亡率并不高，也没有引起人们足够的重视，但随着夏季的到来，死亡率迅速上升，最高峰时每天有约一万人死亡。虽然这个数字可能被夸大，但表明瘟疫确实对人口产生了深刻的影响，无论是受害者还是幸存者。

对查士丁尼瘟疫造成的死亡的描述更是让人不忍卒读。虽然查士丁尼皇帝自己也感染了这种疾病，但他还是试图将灾难影响降到最低限度。君士坦丁堡暴发疫情后，他命令西奥多（Theodore）负责处理尸体。由于死亡人数已经超出了墓地的承载能力，人们只能将尸体扔到街上或者海边任其腐烂。为了解决这个问题，西奥多命人在锡卡（Sycae）的金角湾（Golden Horn）挖了很多巨大的坑，然后雇人来清理尸体。尽管这些坑据说每个可以容纳 7 万具尸体，但很快就被填满。之后，只能将其他的尸体置于城中的塔内，导致恶臭弥漫整个城市。而有些房屋本身就变成了坟墓，整个家庭的成员都死在屋内，而外面的人根本不曾发觉。[①] 这些描述可能存在夸张的成分，后世的考古学家也尚未在

---

① John of Ephesus, *Ecclesiastical History*, http://www.tertullian.org/fathers/ephesus_1_book1.htm, Accessed Feb. 25, 2020.

近东发现瘟疫坑，但它反映了瘟疫带来的灾难以及人们的恐惧。

瘟疫几乎遍及所有地区，包括偏远的城镇和村庄。和居普良瘟疫一样，查士丁尼瘟疫的强度有季节性的变化，但与居普良瘟疫不同的是，查士丁尼瘟疫在夏末的致死率最高。许多城市和村庄被摧毁，土地荒芜，恐慌使整个帝国陷入混乱。整个国家的人口密度也再未恢复到疫前水平。

瘟疫对城市生活造成了严重的影响。在瘟疫面前，所有人都是平等的，不论贫富贵贱，也不分文明与野蛮，而且城市因为人口较为密集而面临更大的危险。在一场致命而无医疗方案的瘟疫中，一个紧密联系的组织往往会比一个松散的组织瓦解得更快。更重要的是，与那些一直生活在困苦中的人相比，那些生活安逸的人更容易丧失斗志。虽然城里的穷人最先受到毁灭性的影响，但瘟疫很快就蔓延到比较富裕的地区。随瘟疫而至的是食物的短缺，面包很快变得稀缺，有些病人甚至在病死之前就已经被饿死。街道上空无一人，所有的行业都停摆，通货膨胀严重。544年，虽然查士丁尼价格立法产生了一定的效果，但食物依然短缺，尤其是在首都。随着税收基数的急剧下降，城市的财政压力也随之增大。为了节省开支，政府削减了教师和医生的工资，削减了公共娱乐的预算。

农村地区也未能幸免。尽管有一些村庄未遭瘟疫侵袭，但那些受感染的地方则陷入瘫痪。这又反过来影响了城市，因为农村无法向城市提供足够的粮食。在叙利亚和巴勒斯坦，瘟疫导致很多村庄人口消亡，以致庄稼成熟却无人收割。

瘟疫还对帝国安全构成了直接的威胁，它直接导致了军队规模和结构的变化。实际上，即使没有瘟疫造成的人力短缺，军队招募新兵的难度也越来越大，其结果是帝国不得不越来越多地雇用那些来自蛮族的雇佣军，这就导致了军队规模缩小的同时也丧失了抵御外敌的能力。在意大利，东哥特人战端再起，被征服的非洲也爆发了新的叛乱。来自东部蛮族部落的威胁也再次出现。在北非和近东的罗马行省，帝国已经无法阻止阿拉伯人的进攻。

在6世纪的背景下，查士丁尼瘟疫几乎可以说是“世界性的”，它袭击了中亚、南亚、西亚、北非、欧洲，北至丹麦、西至爱尔兰，似乎只有东亚没有受到影响。在东罗马帝国的中心君士坦丁堡，从541年秋天到542年春天，瘟疫最为猖獗。在意大利、法国南部、莱茵河流域和伊比利亚地区，瘟疫一直持续到544年秋天。

携带鼠疫耶尔森菌的跳蚤和啮齿动物无法被彻底消灭，这就使得在随后的两百年内，瘟疫一直以时隔十到二十年的周期暴发。558年到561年，鼠疫卷土重来，再次从埃及开始，沿着贸易路线传到东地中海的君士坦丁堡，然后向西通过意大利的拉文纳和热那亚港口进入法国南部。其后，鼠疫分别在580年到582年、588年到591年再度暴发。7世纪后，鼠疫的毒性有较大减轻，但发生的频率并没有降低。到8世纪后期，鼠疫的第一次大流行最终在欧洲结束。

二　两次鼠疫之间的欧洲疾病

从8世纪晚期到14世纪中期，欧洲没有发生严重的瘟疫。但一些零星、规模有限的小瘟疫从未停止发生。如870年，英国和法国发生瘟疫，造成了大约十分之一的人口死亡。这期间的瘟疫主要是地方性的，并且多数与饥荒、营养不良、植物疾病联系在一起，如10世纪中期到11世纪中期多次出现的麦角病（Ergotism）。

从10世纪到13世纪，欧洲最主要的流行病是麻风病，也被称为“汉森病”（Hansen's Disease）。麻风病是一种慢性传染病，发病过程缓慢，很少导致患者死亡，但它会带来长期的痛苦，并且使患者容易患上呼吸道和肠道疾病。麻风病的传染性不是特别强，不过由于它会给患者造成严重的伤残和疤痕，患者四肢和面部会慢慢腐烂、变形，因此会在感官上给人们带来很大的恐惧。中世纪的欧洲社会无法为人们提供麻风病的预防或者治疗手段，因此多半采取隔离的方式。在隔离之前，人们一般会给患者做一个死亡仪式，象征他们已经离开了主流社会。

麻风病在传染性和致死率上对人口的影响相当有限，无法与鼠疫或天花相比。但它在文化上产生了重要的影响。在欧洲的文学、艺术和宗教中都留下了麻风病的印记。基督教会认为麻风病患者是不洁的，麻风病被称为“灵魂的疾病”（Disease of the Soul），发病的原因是神的审判。因此，病人被禁止进入教堂或其他公共场所，不得在公共水源里取水或洗涤，不得触碰任何公共建筑。他们甚至被要求站在下风口才能与人说话。麻风病的发病率从8世纪到13世纪逐渐增高，在14世纪早期达到高峰，但到14世纪末几乎完全消失。

总体而言，从查士丁尼瘟疫的结束到黑死病的暴发，欧洲经历了漫长而又很少有流行病大暴发的时期。从10世纪到13世纪，欧洲人口数量增长了3倍，达到7500万~8000万人，是中世纪人口增速最快的时期。但到14世纪早期，情况开始恶化，又过了几十年，黑死病来袭，一切美好戛然而止。

三　鼠疫的第二次大暴发

——黑死病

1347 年底，一种后来被称为“黑死病”的疾病被商船带到西西里岛、意大利和法国南部的主要港口。这种疾病可能起源于中亚，位于蒙古帝国的中心，并沿陆路向西传播，达到黑海北岸的克里米亚地区，在那里，它可能与欧洲（主要是意大利）商人进行了第一次接触。对于大多数欧洲人来说，他们第一次经历黑死病的恐怖是在 1348 年，当时黑死病蔓延到意大利、法国、西班牙和巴尔干半岛，并侵入奥地利、英国、瑞士，也许还有丹麦。在地中海东部，黑死病似乎沿着以往瘟疫的路线，1347 年底，首先到达埃及，那里有中东最大的港口，然后向北蔓延到巴勒斯坦和叙利亚。1349～1350 年，黑死病席卷了整个德国、低地国家、不列颠群岛以及斯堪的纳维亚半岛和东欧，并于 1352 年到达俄罗斯。从西西里岛到整个欧洲，黑死病持续发酵，其影响远超大饥荒。1347～1353 年，黑死病摧毁了欧洲三分之一甚至一半的人口，造成了拉格拉斯所说的“欧洲有史以来最严重的灾难”。[①]

（一）黑死病暴发前的欧洲

据载，第二次鼠疫大流行始于 14 世纪 30 年代的中亚，1347 年传到欧洲，持续了 200 多年，直到 16 世纪末期才消失。它在欧

---

① Per Lagerås, ed. *Environment*, *Society and the Black Death*: *An Interdisciplinary Approach to the Late-Medieval Crisis in Sweden*, Oxford: Oxbow, 2016, p. 8.

洲的第一波（1347～1353年）就是黑死病。尽管后世历史学家将其称为“黑死病”，但在瘟疫流行时并没有这样的名字。实际上，“黑死病”这个词最早出现在16世纪，直到18世纪，才被人们普遍用来描述中世纪末期的这场鼠疫大流行。早期的文献一般将这场灾难称为“大瘟疫”（Great Pestilence）、“佛罗伦萨瘟疫”（Plague of Florence）、“大死亡”（The Great Mortality）和“瘟疫”（Plague）。

黑死病到来之前，欧洲正处于一个漫长的社会和经济困难时期，这种不利的状况客观上助长了黑死病的肆虐。13世纪的前半期原本还是经济扩张时期，人口数量较12世纪翻了近一倍，城市化在快速推进，人口超过15000人的城镇数成倍增加。但在这些城镇中，拥挤不堪且卫生条件极差的住房成为严重的城市问题。到1270年之后，经济衰退开始，生产停滞、工资下降、贫困加剧。农业生产急剧减少，出现了典型的马尔萨斯危机（Malthusian Crisis）——人口增长超过了粮食产出，导致饥荒。自然灾害又进一步摧毁了已经陷入停滞的社会运转系统，生产危机最终导致了一系列灾难性的农作物歉收。中世纪晚期的“大饥荒”（Great Famine）从1315年持续到1322年，影响不断升级，造成了数百万人的死亡，折磨了整个阿尔卑斯山以北的地区。此外，在1319年和1320年，北欧还出现了牛瘟，造成大量牛的死亡，这不仅严重减少了人们获得肉类和牛奶的机会，而且破坏了牲畜及其粪便的产出，进一步破坏了农业生产。到1345年，又出现了严重的物资短缺和物价飞涨。因此，牛瘟和反复出现的作物歉收相结合，降低了人们的营养、体质和抵抗力。

中世纪晚期的社会等级关系进一步加剧了经济萧条，极大程度地加剧了贫困。即使在没有自然灾害的正常年份，沉重的赋税、地租、什一税和劳役就已经将普通人剥削得所剩无几。特权等级唯一关心的是如何维系他们奢侈的消费和生活方式，因此很少有资源被用以改善农业系统。当遇到灾荒的时候，农民就会遭到更严重的剥削。

所有这些共同导致了1315年之后出生的人抵抗力严重下降。他们在成长过程中营养不良，当瘟疫来袭时，他们就显得不堪一击。

（二）黑死病的病原学

鼠疫主要是一种产生于啮齿动物的疾病，通过跳蚤在老鼠之间传播。跳蚤叮咬受感染的老鼠，并将鼠疫杆菌与血液混合。这些细菌在跳蚤的肠道里停留长达三周的时间，当跳蚤叮咬另一只老鼠时，这些细菌就会被反刍出来。鼠疫本是动物的流行病，人类只是偶然或意外地受到了感染。比如人的伤口接触到已被感染的动物血液，使病毒通过动物的血液进入人的血液，最终造成感染。战争和饥荒使人类进入啮齿动物栖息地的机会成倍增加，而自然灾害也可能使啮齿动物更近距离地进入人类的居住地，这些因素都增加了感染的风险。另外，啮齿动物身上携带的跳蚤也是病毒传播的重要媒介，它们使病毒能够跨越物种屏障，从动物身上传播到人类身上。

鼠疫主要有三种类型，腺鼠疫、肺鼠疫和败血性鼠疫（或称败血症型鼠疫）。其中，腺鼠疫是最常见因而也是影响最广泛的鼠疫。它一般有6天左右的潜伏期。最初的症状是在被跳蚤咬的地方出现一个黑色的脓包，然后在腋窝、腹股沟或颈部出现淋巴结肿大。接着，皮下出血，形成腹股沟淋巴结炎的紫色斑点，黑死病就由此得名。出血会导致神经系统的细胞坏死和中毒，最终导致发病死亡。黑死病是所有鼠疫类型中毒性最小的，但它仍然有高致命性，致死率在50%～60%。普遍的认识是，中世纪的黑死病是腺鼠疫大流行。

肺鼠疫的特性是它可以直接在人与人之间传播。它一般发生在气温骤降之时，潜伏期一般为2～3天，症状表现为患者体温迅速下降，随后出现严重咳嗽和肺部硬化，患者迅速发绀，并排出带血的痰液，随后出现呼吸困难和昏迷。由于飞沫和痰液中含有鼠疫耶尔森菌，从而可以直接在人与人之间传播。肺鼠疫致死率极高，在95%以上。

第三种鼠疫是败血性鼠疫，它主要由昆虫传播，其特性尚未全部知悉。在败血性鼠疫中，大量的鼠疫耶尔森菌进入患者的血液，患者在数小时内形成皮疹，一天内就会死亡，患者甚至连腹股沟淋巴结炎都还没来得及形成。这种鼠疫非常致命，但和肺鼠疫一样，比较少见。

腺鼠疫最常见的感染源是黑家鼠，有时也被称为"古英语鼠"（Old English Rat）。这种动物与人类和睦相处。它们与住在潮湿下水道的褐鼠不同，喜欢住在干燥的地方，因此更接近人类的住处。而正是这种和人类的近距离接触使跳蚤更容易从老鼠身上迁徙到人类身上，由此造成腺鼠疫的传播。这种疾病，无论是老鼠还是人类，感染后的致死率都非常高，达60%左右。腺鼠疫的致病菌被称为鼠疫耶尔森菌，它能在血液里迅速繁殖，导致高烧和出现败血症乃至死亡。真正感染腺鼠疫病毒的病例很少，因为它需要大量带有病菌的跳蚤作为传播者。但这种感染会发展成肺炎，并且可以通过呼吸或者接触就能由一个人传染给另一个人，不再需要跳蚤作为中间的传播者。因此，欧洲的黑死病实际上是这两种传播途径同时作用引起的，而肺炎形式的传播更快、更广，而且肺炎通常是致命的，因此致死率更高。

黑死病最可怕之处在于它的毒性。“毒性”是指一种疾病引发伤害和产生病理症状的能力。它是对病原体突破人体防御能力的一种衡量，这种防御能力会诱发疾病、痛苦和死亡。流行病学家通常根据毒性区分致命性感染和非致命性感染。非致命性感染通常是“古老的”，而且已经得到了确认。通常情况下，它们对宿主只有轻微的危害，因此造成的伤害是有限的。相反，那些周期性出现在历史舞台上，并且每次都会导致大量人口死亡的疾病，是由尚未与宿主建立平衡关系的新的病毒引起的。黑死病在这个意义上是非常致命的。它发病迅速，引起疼痛，导致患者的某些身体功能退化，如果没有及时有效的治疗，将导致高致死率，致死率通常超过50%。这在其他疾病中是罕见的。

黑死病另一个可怕的特征在于受害者的年龄和阶层特征。常见的疾病主要袭击老人和儿童，比如麻疹、天花、脊髓灰质炎等。但黑死病不同，它首先袭击青壮年。使得这种疾病看起来像是一种超自然事件。它还加剧了它所引发的经济、人口和社会混乱。换句话说，黑死病留下了大量的孤儿、老人，并进一步恶化了他们的处境。此外，黑死病也没有表现出对穷人的偏爱，它攻击所有的阶层，因此被当时的人们看成是神的愤怒和末日的审判。

黑死病引发了巨大的恐惧。饱受瘟疫之苦的人们以暴力、宗教等各种方式，试图平息上帝的愤怒。对于那些认为瘟疫是上帝对人类的惩罚的人来说，他们认为是有罪的人惹怒了上帝，因此那些有罪的人应该为灾难负责。他们不断地寻找这些罪人，引发了广泛的寻找替罪羊和迫害女巫的行为。而对于那些认为瘟疫是恶魔祸害人间的人来说，他们认为恶魔在人间的代理人要为这一切负责。其实不管倾向于上帝的惩罚还是恶魔的祸害，罪人或代理人都是替罪羊，因此，黑死病不仅直接杀死人，还导致人杀死人的悲剧不断上演。

（三）黑死病的传播

人类历史上腺鼠疫发生的次数非常少，有记载的包括前述的查士丁尼瘟疫、本章的黑死病、17 世纪 60 年代的伦敦大瘟疫，以及 19 世纪末到 20 世纪 30 年代在亚洲的大暴发。鼠疫在跨越了物种屏障后，最早受感染的人与周边的人相互传染，就形成了疫源地，并迅速向周围传播开来，形成瘟疫，从村庄到城镇甚至在整个国家开始传播，乃至跨国传播。旅行和长途贸易是瘟疫传播的重要途径。前述的查士丁尼瘟疫就是感染者以及病毒的宿主——老鼠、跳蚤随着贸易队伍的车船到达君士坦丁堡。所以输入型的瘟疫往往都是从海岸开始，然后从那里侵入内陆。生活条件，特别是人口密度和卫生状况对瘟疫的传播影响很大。密集的人群、肮脏的环境无疑会加速疾病的传播。而一些特定的职业，如医生、牧师、殡葬者，他们直接与病人或死者接触，他们在履行职责的过程中也会传播疾病。在中世纪和近代早期，纺织品往往是比较珍贵的物品，因此，死者的衣物、被褥一般会被其他人重复使用，这些未经消毒的物品往往携带病菌或跳蚤并造成进一步的传播。中世纪的修道院也在瘟疫的传播中扮演了重要的角色，修道院是乡村生活的重要中心，是谷物交易的集散地，是连接不同村庄的网络节点，这就解释了为什么人烟稀少、流行条件较差的乡村也会遭到摧毁。在瘟疫发生时，修道院通常是人民逃避瘟疫的避难所。因此，在修道院里，健康的人、生病的人混杂在一起，造成相互间的感染。

对于黑死病在欧洲传播的起源，西方的研究者有多种不同的描述。一种描述认为，黑死病可能起源于蒙古，受感染的鞑靼部落把它带到克里米亚地峡，并在卡法（Caffa，现在称为“锡奥多西亚”，Theodosia）伏击了一队意大利商人。在双方激战的过程中，鞑靼人故意把受感染者的尸体扔到城墙内，导致意大利商人被感染。然后幸存的意大利商人乘船逃往热那亚，黑死病便从热那亚开始传播到意大利、法国、德国和斯堪的纳维亚。这种说法存在可疑之处，佐证这种观点的材料主要来源于水手们的口述，其真实性值得怀疑。而另一种描述似乎更具可信性。其认为鞑靼人在1347年把黑死病带到了黑海沿岸，并传到了君士坦丁堡。君士坦丁堡俯瞰金角，控制着黑海和地中海之间的通道。它是当时世界上最大的基督教城市之一，人口在10万~25万。尽管此时的君士坦丁堡已经不像中世纪初那样重要，但它仍然是一个主要的商业中心，也是大多数商船的重要停靠港。由于当时帝国的经济主要被意大利人把持，因此境内有大量的意大利人。这些往返于地中海东西部的商人将黑死病带到了西欧。历史学家记叙了东罗马帝国皇帝约翰·康塔库泽诺思（John Cantacuzenos）的感叹：“这场瘟疫几乎袭击了世界上所有的海岸，杀死了那里的大多数人。它不仅席卷了本都、色雷斯和马其顿，甚至希腊、意大利、埃及、利比亚、朱迪亚、叙利亚，还蔓延到整个世界。”①

这两种描述的差异只在于意大利商人是否直接被鞑靼人感染。但学界普遍赞同黑死病在1347年秋季传到了西欧，并且是从西西里传入西欧的观点。“公元1347年10月初，12艘热那亚人的船只在墨西拿（Messina）港口停泊，他们带来了瘟疫，这种瘟疫已经深至他们的骨髓，只要有人跟他们说话，就会被感染上这种致命的疾病，并立即导致不可避免的死亡。”② 黑死病就是这样首次抵达西欧海岸的。在接下来的两到三年里，这种流行病（Epidemic）演变成大流行（Pandemic），蔓延到整个大陆及其岛屿，并消灭了大量的人口。

黑死病在墨西拿登陆后，数天之内港口的人员和啮齿动物都被感染。到11月，黑死病蔓延到全岛。到12月，黑死病已经扩散到意大利南部和南欧大部分地区。由于意大利是地中海的商业中心，无数条水上和陆上贸易路线加速了黑死病向其他地区的传播。这一点尤为重要，当致命的病毒从多条路线同时传播的时候，就使阻止病毒的扩散变得绝无可能。

14世纪40年代对意大利来说是一个极其困难的时期。北部和中部地区城市化程度较高，这些地方的经济主要依赖于商业、工业和金融，而14世纪早期的饥荒和食物短缺导致了物价飞涨，大大降低了人们的消费能力，市场萧条，银行破产，随之而来的

① Christos S. Bartsocas, “Two Fourteenth Century Greek Descriptions of the ‘Black Death’,” *Journal of the History of Medicine and Allied Sciences* 4 (1966): 394 - 400.

② John Aberth, *The Black Death: The Great Mortality of 1348 - 1350: A Brief History with Documents*, Boston: Bedford/ St. Martin's, 2005, p. 1.

便是广泛的政治和社会动荡。黑死病暴发之前，意大利已经处于危机的边缘。黑死病的暴发无疑是雪上加霜。

佛罗伦萨曾是欧洲最繁华的城市之一，但此刻它正在经历食物短缺、银行破产以及政治危机。到 1348 年，这里只有大约 8 万名居民，比 1300 年减少了 25% 以上。薄伽丘在《十日谈》中认为佛罗伦萨至少死亡十万人。[①] 这显然是夸大其词了，但反映了瘟疫对人口造成的巨大打击。瘟疫在 1347 年底传到佛罗伦萨，起初致死人数并不太多。但次年开春，致死率急剧上升。瘟疫导致工厂和商店关门，物价飞涨。富人逃离城市，医生收取高昂的诊疗费。薄伽丘在他的《十日谈》中描述了黑死病袭击下佛罗伦萨的惨状：

> 意大利最美丽的城市，出类拔萃的佛罗伦萨，竟发生了一场要命的瘟疫。不知是由于天体星辰的影响，还是因为我们多行不义，天主大发雷霆，降罚于世人，那场瘟疫几年前先在东方地区开始，夺去了无数生灵性命，然后毫不停留，以燎原之势向西方继续蔓延。人们采取了许多预防措施，诸如指派一批人清除城市的污秽垃圾，禁止病人进入市区，发布保持健康的忠告，善男信女不止一次地组织宗教游行或其他活动，虔诚地祈求天主，但一切努力都徒劳无功。总之，那年刚一交春，瘟疫严重的后果可怕而奇特地开始显露。
>
> ……那场瘟疫来势特别凶猛，健康人只要一接触病人就会传染上，仿佛干燥或涂过油的东西太靠近火焰就会起燃。

① 乔凡尼·薄伽丘：《十日谈》，王永年译，中国戏剧出版社，2005，第 7 页。

更严重的是，且不说健康人同病人交谈或者接触会染上疫病、多半死亡，甚至只要碰到病人穿过的衣服或者用过的物品也会罹病。……那场疫病的传染力特别强，不但在人与人之间传播，即使人类之外的动物接触到病人或者病死的人的物品也会传染上，并且在很短的时间内死去。……有一天，我亲眼见到这么一件事：一个病死的穷人的破烂衣服给扔到马路上，有两头猪过来用鼻子拱拱，习惯地用牙齿叼起，过了没多久，就像吃了毒药一样抽搐起来，双双倒在那堆破衣服上死了。①

市民中间形成了一种大家共同遵守的风气：一发现哪家有死人，就和一些能找到的搬运夫从死者家里把尸体搬出来，放在门口。那并不是出于对死者的怜悯，而是考虑到尸体腐烂对他们自己有损害。第二天早晨，街上行人会看到许许多多尸体。然后运来棺材，棺材不够，往往就把尸体搁在木板上。有时一口棺材塞进两三具尸体。一对夫妇、父子或者两三个弟兄的尸体盛在一口棺材里的情况屡见不鲜。更常见的是，两个教士举着一个十字架送葬时，半路上会有掘墓人抬着两三口棺材加入行列。教士们原以为是给一个死者送葬，事实上却是六七个、七八个。没有人为死者流泪，点蜡烛或者守灵，当时死人的事太平常了，正如今天死了一头山羊谁都不当一回事一样。……每天，甚至每小时，都有大批尸体运来，教堂墓地的面积和按照老规矩进行安葬的人手都不够了，于是在拥挤不堪的墓地里挖出宽大的深坑，把后面

① 乔凡尼·薄伽丘：《十日谈》，第4页。

> 的成百具尸体像海运货物那样叠床架屋地堆放起来，几乎堆齐地面，上面只薄薄盖一层浮土。[①]

在黑死病不断扩散期间，当时的医学没有发挥任何作用，许多富裕的人，包括医生和神职人员都逃离瘟疫肆虐的地区。《佛罗伦萨年代记》的作者马尔基奥尼·迪·科波拉·史蒂芬尼（Marchione di Coppo Stefani）这样描述道：

> 这是一件非常可怕的事，当它（瘟疫）走进一所房子的时候，正如人们所说的，一个人也没有留下。惊恐的人们离开了这所房子，逃到另一所。城里的人都逃到村子里去了。医生找不到，因为他们和其他人一样已经死了。而那些能被找到的人，在进屋之前都要准备好大笔的钱。当他们进来的时候，他们转过头去检查脉搏。他们在鼻子下面塞着一些带气味的东西，隔着一段距离检查病人的尿液。孩子抛弃了父亲、丈夫抛弃了妻子、妻子抛弃了丈夫、兄弟抛弃了兄弟、姐妹抛弃了姐妹。全城的人都无事可做，只有把死人抬去埋葬。而那些死去的人既没有临终忏悔也没有其他圣礼。许多人死于无人照管。又有许多人死于饥饿，因为当有人病倒在床，屋里的其他人出于恐惧，会对他说："我去找大夫。"然后平静地走出门，再也没有回来。被人抛弃、没有食物，伴随着发烧，他们很快变得虚弱。许多病人恳求他们的亲人不要在夜幕降临时抛弃他们。他们的亲属对他说，"夜晚你不

① 乔凡尼·薄伽丘：《十日谈》，第7页。

必叫醒那些服侍你的人，他们昼夜辛劳。你自己拿些糖果、酒和水。它们就在你床头的架子上；这里有一些毯子。”当病人睡了，他们就离开了，不再回来。①

从意大利开始，黑死病又传到西欧其他国家。1348 年 1 月，黑死病传到法国东南部的港口城市马赛。据说黑死病在马赛杀死了 5 万人，但这个数字很可能也被夸大了，它甚至已经超过了当时马赛的总人口数量。② 法国南部地区的黑死病主要是由港口城市传入的，传染源既有其他地方逃难而来的病人，也有随船一起带来的啮齿动物。就如同在意大利一样，黑死病进一步恶化了这些地方原本就已经非常糟糕的形势。14 世纪早期的“大饥荒”和“百年战争”使大部分乡村地区陷入贫困。以尼斯为例，从 14 世纪初到黑死病传入之前，大约有三分之一的人口死亡。而黑死病的到来，又进一步加剧了人口的死亡，形势恶化到无以复加的程度。到 1348 年夏，病毒已经蔓延到法国西海岸。致死率都在 40% 以上。

从法国南部开始，黑死病沿着罗纳河等河流以及主要的陆路贸易路线向北蔓延。法国是当时欧洲人口最多的国家，有 1800 万 ~2400 万人。法国北部是欧洲大平原的一部分，土地肥沃，适宜种植小麦。尽管遭受了 14 世纪早期的大饥荒和英法百年战争

---

① Marchione di Coppo Stefani, The Florentine Chronicle, Rerum Italicarum Scriptores, Vol. 30. , ed. , Niccolo Rodolico. Citta di Castello: 1903 – 1913. http://www2.iath. virginia. edu/osheim/marchione. html, Accessed Feb. 13, 2020.

② John Henneman, “The Black Death and Royal Taxation in France, 1347 – 1351,” *Speculum* 3 (1968): 405 – 428.

的双重打击，但人口依然较为稠密。因此，黑死病的到来给这些地区造成了比其他地方更严重的打击。

1348 年春，黑死病来到巴黎。巴黎是当时西欧最大的城市之一，人口在 8 万 ~20 万人之间。黑死病没有因为天气变暖而消失，只是病毒的毒性有所减弱，巴黎的夏天每天都有人死亡，到了深秋和初冬死亡率达到高峰。在 11 月和 12 月的高峰期，每天有近 800 人死亡。法国北部地区的人口死亡率普遍在 40% 左右。在诺曼底的农村，教堂屋顶时刻飘扬着黑旗，提醒人们黑死病的存在。位于诺曼底西南的圣玛丽洛蒙（Sainte-Marie-Laumont）仅在 1348 年 7 月到 9 月就有超过一半的人口死亡。与黑死病相比，饥荒和百年战争造成的影响简直不值一提。

伊比利亚半岛也未能幸免。黑死病从陆路和水路来到西班牙。当黑死病传遍法国南部的时候，它很快就穿过比利牛斯山脉进入西班牙。与此同时，意大利的船队又从海上将病毒带到巴塞罗那和瓦伦西亚。和法国一样，伊比利亚半岛也一直处在战争当中。当黑死病暴发之时，一方面是阿拉贡人（Aragonese）正在和葡萄牙人激战，另一方面是卡斯蒂利亚人（Castilians）在与格拉纳达人（Granadans）交战。当卡斯蒂利亚的阿方索十一世（Alfonso XI）围攻直布罗陀要塞时，黑死病袭击了交战双方。阿方索拒绝离开军队，最终感染瘟疫，于 1350 年 3 月去世。他也因此成为欧洲唯一一个死于黑死病的国王。

巴塞罗那和瓦伦西亚是西班牙最大的两个城市，瘟疫前的人口分别大约为 5 万人和 3 万人，黑死病造成了这两个城市 30% ~40% 的人口死亡。在阿拉贡、加泰罗尼亚、格拉纳达和葡萄牙，由于人口相对稀少，死亡人口大概在总人口的 30% 以内。而卡斯蒂利亚部分地区是山地，人口更为稀少，因此死亡率也更低。在整个伊比利亚半岛，黑死病导致了地方政府机构濒临崩溃、劫盗四起，社会治安急剧恶化。至此，地中海沿岸的西欧国家已经全部笼罩在黑死病的阴影之下。

黑死病继续蔓延，从法国北部向北扩散到低地国家，并继续向北传到了斯堪的纳维亚半岛。黑死病在低地国家造成的死亡率要低于法国，只有 20% ~25%。而斯堪的纳维亚的死亡率则非常高，在一些地区超过 50%。这可能和寒冷的北方气候有关，它强化了病毒的活性并引发了肺部并发症。据说，斯堪的纳维亚的黑死病是通过卑尔根（Bergen）传入的。卑尔根在挪威西部，是斯堪的纳维亚最大的港口城市，同时也是汉萨同盟最重要的商业中心。1349 年 5 月，一艘从伦敦驶来的商船在卑尔根港口附近搁浅。当船只被人们发现时，船上的船员已经全部死亡。然而，当人们意识到要对船只进行隔离时，为时已晚，就如同意大利的墨西拿港口一样，瘟疫已经蔓延到岸上。这种说法很大程度上是杜撰的，但它描述了瘟疫的恐怖与惨烈。到 1350 年底，黑死病已经蔓延到整个斯堪的纳维亚半岛。瑞典国王马格努斯二世（Magnus II）这样写道："上帝因为人类的罪行，用这种突然死亡的巨大惩罚，鞭打着这个世界。由此，我们大部分同胞都死去了。"①

比卑尔根事件更可怕、更令人毛骨悚然的是发生在格陵兰岛的黑死病。格陵兰岛远离欧洲大陆，但从 10 世纪起，一小群挪

---

① Robert S.，Gottfried，*The Black Death*，*Natural and Human Disaster in Medieval Europe*，New York：The Free Press，1983，p. 57.

威人和后来的冰岛人向西迁徙，到12世纪，他们已经在格陵兰岛的东西海岸建立了定居点。由于严重依赖斯堪的纳维亚半岛的给养，格陵兰岛人可能从补给船只上感染了病毒。由于缺乏格陵兰岛的人口记录，所以很难确知死亡人数。但到15世纪早期，当挪威船只驶入格陵兰岛西部定居点时，水手们看到的只是废弃的村落，定居人口已经全部消失。

黑死病于1348年6月传到英格兰，开始只局限于梅尔科姆港口，后又通过海上航线将病毒带到西南海岸和布里斯托海峡沿岸的港口。随后开始通过陆路和水路将病毒传到布里斯托大港口。尽管格洛斯特市民试图通过切断交通来预防感染，但未能成功。到11月，瘟疫已经传播到首都伦敦。进入严冬之后，瘟疫传播的速度有所降低，死亡人口开始减少，这可能与冬季人员的流动相对较少有关。到1349年3月，死亡人数开始迅速增加，到4、5月份达到峰值，然后逐渐下降。到1349年5月，整个英格兰的南部、东部和中部都受到了瘟疫的攻击，人烟稀少的北部和西部传染速度相对缓慢。

中世纪英格兰的城市肮脏无序。布里斯托是当时英格兰的第二大城市，也是西南部最重要的港口，有大约1万人，尽管与欧洲大陆相比，这样的城市规模并不算大。布里斯托的卫生条件和中世纪其他城市一样恶劣。人们习惯于把粪便直接倾倒在大街上。许多人会在家里养猪，并且让它们在大街上随意游荡寻找食物。恶劣的卫生环境加速了黑死病的传播。莱斯特圣玛丽修道院的教士亨利·奈特顿（Henry Knighton）这样记录了当时的情景：

> 严重的瘟疫从南安普顿蔓延到布里斯托，几乎全镇的人

> 都死于这场突如其来的瘟疫。染病的人可能只能活三天、两天或者只有半天，死亡发生在四面八方。死于莱斯特圣伦纳德教区的人数超过了 380 人；在圣十字教区，超过 400 人；在莱斯特的圣玛格丽特教区，700 多人；每个教区都有很多这样的人……①

11 月，黑死病袭击了伦敦。伦敦作为英国最大的城市，同样也存在过度拥挤和卫生条件恶劣的问题，泰晤士河被严重污染。当国王在 1349 年就街道卫生问题向市议会提出抗议时，市政表示无能为力，因为所有的清洁工已死于瘟疫。黑死病在伦敦蹂躏了半年之久，造成了至少三分之一的人口死亡。

14 世纪的英格兰以农业为主，城市人口较少，农村人口占全国总人口的绝大多数，在 90% 以上。因此黑死病对英格兰的打击主要表现在对广大农村地区的打击。当时的农村主要是由一个个人口不超过 1000 人的庄园和附近的农地构成。受黑死病的影响，农村人口大量死亡，很多庄园的经营管理趋于瘫痪。庄园的磨坊本是领主权威和经济收入的重要组成部分，但此时已被荒废。庄园领地的空置率普遍上升，租金也随之下降。由于害怕死亡，所有东西的价格都很低。已经很少有人关心财富或者其他东西。一个人可以只花 6 先令 8 便士就能买到一匹价值 40 先令的马；一头健壮的公牛只要 4 先令，一头母牛只要 12 便士；一只绵羊 4 便

① Edward P. Cheyney, ed., *Readings in English History Drawn from the Original Sources, Intended to Illustrate a Short History of England*, Boston: Ginn and Company, 1908, p. 255.

士，而一只羊羔只需要2便士。因为没有放牧人，牛羊在田野里无人看管。[①]

1349年4月，黑死病传到威尔士，一直持续到夏天。学者们认为，它是由从英格兰南部乘船抵达威尔士的人带来的。南部港口卡马森（Carmarthen）的海关官员是第一批受害者，但很快疾病在全国蔓延开来。有研究者认为，夏季的时候威尔士的黑死病主要是腺鼠疫，但到了冬天，广大农村地区暴发了肺鼠疫。据估计，当这种疾病消失的时候，一些村庄的人口减少了80%。[②] 大量的人口死亡导致迷信活动盛行。对于普通百姓来说，瘟疫就如同魔鬼再现。他们不知道自己做错了什么以至于上帝要把愤怒施加到他们头上。

1349年夏末，黑死病越海北上，传入爱尔兰，它很可能是经由布里斯托和切斯特的船只带过去的。瘟疫于8月至12月在都柏林肆虐，造成了巨大的恐慌。人们不敢去看望病人或者埋葬死者，只能在家祈祷。黑死病在爱尔兰也造成了巨大的人口死亡，爱尔兰最重要的基督教神职人员都柏林大主教染病死亡。基尔肯尼（Kilkenny）方济会修士约翰·科林（Friar John Clyn）这样描述瘟疫："瘟疫的传染性很强，任何接触到病人或者死者的人都会立即感染并死亡。几乎没有一所房子里只有一个人死亡，通常

① Edward P. Cheyney, ed., *Readings in English History Drawn from the Original Sources, Intended to Illustrate a Short History of England*, Boston: Ginn and Company, 1908, p. 255.

② Phil Carradice, The Black Death hits Wales, https://www.bbc.co.uk/blogs/wales/entries/6142417d-a7c4-30b6-9041-b90af449fbe0, Accessed Mar. 1, 2020.

情况下，丈夫、妻子和他们的孩子以及所有的家庭成员都会以同样的方式死去。”① 瘟疫很快从城市传到周围的乡村，造成了进一步的感染，很多村庄几乎丧失了全部的人口。瘟疫的影响是毁灭性的。人口的大量死亡造成了劳动力的短缺和随之而来的农村经济的中断，进而威胁着城镇的粮食供应，粮食短缺变得频繁起来。

在魏德河北部，苏格兰人因为他们昔日敌人的不幸而欢欣鼓舞，并召集了一支军队袭击了达勒姆（Durham）。然而，这一次军事行动，让苏格兰人也受到了感染。1450 年春天，苏格兰暴发了瘟疫。历史学家约翰·富顿（John Fordun）记录了苏格兰的情况：1350 年，在苏格兰王国发生了一场大瘟疫，人们接二连三地死亡。在此之前和之后的许多年里，这场瘟疫在世界各地肆虐。从创世纪以来，直到今日，从没听说过这样大的瘟疫，也没在史书上看见过。这场瘟疫如此彻底地发泄了它的恶意，足足杀死了三分之一的人类。此外，在上帝的命令下，一种不同寻常的新奇的死亡方式造成了破坏。那些感到肌肉肿胀的人只活过了两天。这种病到处都有，尤其是在中下层阶级中，上层阶级患病的较少。它产生了这样的恐惧，孩子们不敢去看望他们垂死的父母，父母也不敢去看望他们垂死的孩子，因为害怕被传染，人们纷纷选择逃离，就如同躲避麻风病患者或毒蛇一样。②

---

① Maria Kelly, “‘Unheard-of Mortality’: The Black Death in Ireland,” *Medieval History* 4 (2001): 12 – 17. https://www.historyireland.com/medieval-history-pre – 1500/unheard-of-mortality-the-black-death-in-ireland/, Accessed Mar. 1, 2020.

② John Fordun, Chronicle of the Scottish Nation (c. 1380), The Black Death, https://spartacus-educational.com/Black_Death.htm, Accessed Mar. 3, 2020.

鉴于神圣罗马帝国的地理位置，黑死病分别从意大利、法国、荷兰几个不同的方向越过阿尔卑斯山、跨过莱茵河传到帝国境内。神圣罗马帝国全称为德意志民族神圣罗马帝国或日耳曼民族神圣罗马帝国，是10世纪中期至19世纪初在西欧和中欧的封建大帝国，帝国版图以德意志王国为核心，大致相当于今天的德国、奥地利和周边地区，在巅峰时期还包括了弗里西亚王国，即今天的低地国家荷兰、比利时、卢森堡，以及法国东部和意大利北部地区。

黑死病在神圣罗马帝国境内造成的死亡情况的地区差异很大。有学者估计，九成的城镇居民死于黑死病。还有学者估计汉萨最大的两个城市明斯特和吕贝克分别死亡了11000人和9万人。这些数字显然夸大实情，但表现的也是黑死病给当地造成的巨大打击。也有一些更可信的估计。在人口12000~15000人的不莱梅，市政起草了一份死亡名单，有6966人死于瘟疫，另有1000人死因不明。这就意味着这里的死亡率在50%~60%。[①] 北部其他地区也有一些零星的统计。

相比于北部的高死亡率，其他地方的情况要好很多。比如西部的阿尔萨斯、洛林，东部的波西米亚，这些地方的死亡率只有大约10%。中部的重要城市纽伦堡的死亡率也在10%左右。和欧洲很多其他城市不同，纽伦堡的市政建设完备和管理有序，卫生条件优于巴黎、伦敦、布里斯托等地。家养牲畜严禁在街头游荡，生活垃圾也不得随意丢弃，需要专门打包并运送到指定地

---

① Robert S. Gottfried, *The Black Death, Natural and Human Disaster in Medieval Europe*, New York: The Free Press, 1983, p. 68.

点。市政对个人的卫生要求也在中世纪的欧洲首屈一指，甚至在工人的薪酬里专门包含了用于洗浴的部分。纽伦堡有14个公共浴室，这些浴室在市政的严格监管之下，确保它们不会像其他地方一样演变成淫秽场所。此外，市政还规定，死者的尸体必须运至城外，他们的衣物、被褥必须销毁，他们的房间必须用烟熏消毒。这些措施无疑是有助于抑制瘟疫扩散的。尽管良好的卫生条件并不必然阻止黑死病的传播，但在一定情况下，它能缓解疫情的恶化。

黑死病到达中欧和东欧的路线并非从君士坦丁堡直接北上。相反，它经历了漫长的迂回路线，从卡法到意大利，经过法国，到达德国，然后向东，蔓延到波兰、立陶宛，最后进入俄罗斯。黑死病扩散到俄罗斯的时间可能已经是1451年底或1452年初。它对东欧的打击没有西欧那样惨烈，其原因可能是东欧人口密度较小，也可能是病毒在传播的过程中毒性不断降低，使其致死率不断下降。当然，即便在俄罗斯，相比于其他疾病，黑死病同样是灾难性的。

（四）黑死病的影响

黑死病因其时间之长、范围之广和影响之深而成为欧洲历史的分水岭。尽管6世纪暴发过类似的瘟疫，但已时隔8个世纪，而且当时的人们对瘟疫也缺乏有效的认知。尽管1315年至1322年北欧发生了一场“大饥荒”，但它并未警示人们为下一场灾难做好准备，大饥荒甚至还进一步扩大了瘟疫的影响。黑死病几乎遍及欧洲每一个国家，成为欧洲国家共同的历史记忆。到1352年底，黑死病的第一波基本结束。由于当时缺乏确切的人口记录，因此造成的死亡人数也无法精确估算。但史学界普遍认为黑死病造成了欧洲至少三分之一的人口死亡，即大约 2500 万人。如此巨大的人口损失产生了一系列直接和明显的后果。

1. 黑死病与人的悲观

当死亡不断来袭时，首先遭到冲击的就是人的心理和行为。黑死病比在此之前发生的任何一场灾难都要严重，也是欧洲有史以来最严重的一次灾难。在大多数地方，三分之一甚至一半的人口在短短几个月的时间里消失了。巨大的恐惧让人们无所适从。人们普遍把灾难看作上帝愤怒的表达，但在这个认知的前提下却出现了几种完全不同的行为。有人向上帝忏悔以求得到救赎，他们做善事或修复教堂以求上帝愤怒的平息。有人疯狂地寻找替罪羊，造成猎巫和大规模屠杀犹太人的运动的兴起。还有人醉生梦死在绝望中自我麻痹，从而带来了普遍的道德败坏和社会崩溃。于是神法、人法不再。正如薄伽丘所描述的，许多人对上帝的仁慈感到绝望，于是过起了放荡的生活。

这是一个痛苦、沮丧、焦虑的时代，厄运随时可能降临到任何一个人头上。作家们写作的对象都是死亡、墓地，画家们绘画的主题都是基督的受难、最后的审判以及地狱的磨难，所有这些都以无情的现实主义手法描述那个可怕的时代。原本正常的生活状态突然中断，人们毫无准备地进入了一个长期的、被死亡的恐惧时刻包围的过程。瘟疫来临之后，农民停止了耕作，商人停止了营业，甚至连神职人员也没法为每一个垂死的人做临终忏悔。人们不仅失去了现世的希望，而且对身后的世界感到绝望。薄伽丘这样描述了瘟疫对城市的冲击：

这些事情，以及许多其他相似的甚至更糟的事情，在仍然健康的人中间引起许多疑虑恐惧，到头来他们不得不采取一个相当残忍的措施：尽量远离病人和他们的物品，认为这样一来就可以保住健康。不少人认为生活有节制、避免一切过分的行为就能没灾没病。于是他们三五结伴，躲在自己家里和没有病人的地方，远离尘嚣。他们希望通过这种方式活得舒服些，有节制地享用美酒佳肴，凡事适可而止，不同任何人交谈，对外面的死亡或疫病的情况不闻不问，借音乐和其他力所能及的娱乐打发时光。另一些人想法不同，他们说只有开怀吃喝，自找快乐，尽量满足自己的欲望，纵情玩笑，才是对付疫病的灵丹妙方。他们说到做到，尽力付诸实现，夜以继日地从一家酒店转到另一家，肆无忌惮地纵酒狂欢，兴之所至，甚至闯入别人家里为所欲为。这一点很容易就能做到，因为大家活一天算一天，仿佛明天不过日子了……他们横下一条心，飞扬跋扈，连病人见了他们也退避三舍。

我们的城市陷入如此深重的苦难和困扰，以致令人敬畏的法律和天条的权威开始土崩瓦解。事实上，民政和神职执法人员和一般人一样，死的死，病的病，剩下的和家人一起闭户不出，根本不能行使职权，因此人们无法可依，爱怎么干就怎么干。有些人冷酷无情，说避开疾病是治病的最佳良药。在这种意见的驱使下，他们只顾自己不考虑别人，许多男女抛下城市、家宅、亲戚和财产，住到乡间别人或自己的别墅，似乎认为天主为了惩罚作恶多端的人类而降下的瘟疫只能落到城墙之内的人们头上……人们各持己见，莫衷一是……且不说大家相互回避，街坊邻居互不照应，即使亲戚之间也

> 不相往来，或者难得探望。瘟疫把大家吓坏了，以致兄弟、姐妹、叔侄甚至夫妻相互都不照顾。最严重而难以置信的是父母尽量不照顾看望儿女，仿佛他们不是自己的亲生骨肉。[①]

面对死亡，有人选择醉生梦死，不再遵守法令。为了活命，人们不得已抛开那些陈规旧约。比如根据教会的规定，除了丈夫和妻子外，任何人不得将身体的私密部位展露在他人面前。然而，在瘟疫流行的时候，由于很难雇到仆人，即便是高贵的女性，当她们生病的时候，也愿意把身体的每个部位暴露在请到的男仆面前。瘟疫迫使她们如此。这种情况在教会看来是不道德的，但确实导致了那些在黑死病中幸存下来的女性更加开放。这些在瘟疫之前被认为是不道德的行为，在瘟疫之后已经是常态了。

14 世纪末和 15 世纪文学和艺术上表达的残忍与暴力、虔诚与欢乐、生命的短暂与繁华的愚蠢，以及死于瘟疫的痛苦，只有放在黑死病所带来的无处不在的死亡和痛苦的大背景下才能被理解。在中世纪鼎盛时期，文学和艺术都表现出一种乐观向上的精神。在黑死病之后，这种精神被普遍的悲观主义所取代。黑死病改变了人们对于生命的看法。新生命的诞生甚至不再被看成是希望所在。尤斯塔斯·德尚（Eustace Deschamps）的作品就是一个很好的例子：

> 没有孩子的人是幸福的，因为孩子除了哭闹和恶臭什么

---

① 乔凡尼·薄伽丘：《十日谈》，第 4 ~ 6 页。

都不是；

他们只会带来烦恼和焦虑；需要给他们穿衣、穿鞋、喂食；

他们总处在摔倒和受伤的危险中；

他们会染病并可能死去；

长大之后，他们会变坏并被关进监狱；

只有忧郁和悲伤；

没有幸福可以补偿我们的焦虑，补偿我们在教育上的烦恼和花费。

诗人无话可说。[①]

黑死病也改变了人们对死亡的看法。黑死病之后，欧洲人从未有过地着迷于死亡。神职人员奉劝人们把每天当成最后一天，把每夜当成最后一夜，把床当成自己的坟墓。这与黑死病之前的死亡观形成巨大的反差，人们不知道何时会走到生命的尽头，因此时刻活在恐惧当中。人们无法像以往一样安详地老死在自己的卧榻之上，在临终前有牧师和亲友的陪伴，相反要在孤独中遭受病痛的折磨，并在痛苦中死去。生命的脆弱和尘世荣耀的短暂使一些人认为苦行是最好的调解，因为每个人终将归于尘土。在黑死病暴发之前，人们接受了死亡的必然性，并为此做好了准备，但他们很少会全身心地关注死亡。人们死后会葬入教会的公共墓地，并在坟前竖起一块简单的墓碑。但黑死病改变了这一切。葬礼

① Robert S. Gottfried, *The Black Death*, *Natural and Human Disaster in Medieval Europe*, New York: The Free Press, 1983, p. 89.

变成了节日，成为人一生中最重要的时刻。在尽可能的情况下，亲人会为逝者准备单独的墓地、精致的墓碑，让逝者有一个永远安息的地方。在黑死病到来之前，随葬品相对稀少，即便是达官显贵。但瘟疫之后，随葬品和死亡面具变得多且普遍起来。死亡成了一门艺术。

2. 黑死病对教会的冲击

教会作为中世纪维护社会秩序的最重要的机构，遭受了巨大的冲击。当瘟疫来临时人们本能地求助于教会，然而教会也遭受了和普通人一样，甚至更严重的苦难，人们对教会的整体信心和信仰都减弱了。瘟疫让人们看到了教会“凡人”的一面，而这一面是无法将他们从灾难中拯救出来的。

早在瘟疫开始之前，教会的等级制度就已经松散，教会的注意力更多转向财富和政治权力，越来越世俗化。教皇从罗马转到法国南部的阿维翁（Avignon），教会声誉大损。当黑死病袭击欧洲时，教会在宗教、信仰、教育各方面都表现出了能力的不足。教会的脆弱性暴露无遗，信仰的衰落也随之而来。

在黑死病期间，神职人员和普通人一样大量死去，而新招募的牧师又不能很好地履行他们的职责。神职人员是欧洲中世纪社会的重要成员，他们是联系世俗与教会的桥梁和纽带。危机期间，人们向神职人员寻求指引。然而，他们发现教会和神职人员都不合格。尽管在瘟疫之前教会就已经开始失去它在基督教世界的权力和影响力，但黑死病无疑加剧了教会和俗人之间的分歧。[①]

① Alexander C.，Flick，*Decline of the Medieval Church*，New York：Burt Franklin Publisher，1968，p. 337.

由于教会人员的大量死亡，教会未能在人们急需的时候提供服务，而且在黑死病肆虐期间，神职人员的道德败坏现象也随处可见，最终，人们对教会的信仰减弱了。

神职人员的大量死亡是对教会的致命打击。1349 年，罗彻斯特的主教哈姆·赫斯记叙了许多他看到的遭受瘟疫袭击的教堂。“教区的教堂已经很长时间没有服务了，那里对心灵的治疗几乎已经处于被抛弃的边缘。”[①] 当瘟疫席卷欧洲时，人们指望教会提供指引，但由于神职人员数量有限，教会常常无法为人们提供安全感。汉密尔顿·汤普森的早期研究认为，在英格兰的约克郡，约有 40% 的神职人员在黑死病的第一波传播中死亡，这个死亡率甚至高于其他人群，可能是由于神职人员经常要暴露在病人和死人面前。[②] 在 1349 年瘟疫最严重的时候，英国十个教区中大约 45% 的牧师死亡，在埃克塞特（Exeter）和温彻斯特（Winchester），牧师的死亡率高达 50%。有记录的牧师死亡率最高的是巴塞罗那，达到 60%。[③] 因此，单从数据来看，神职人员抵御瘟疫的能力还不及普通信徒。尽管其原因可能是前述的神职人员更多地暴露在病毒面前，但这并不在当时普通人的认知范围内。几乎一半的教区牧师在第一次瘟疫中死亡，而反复发作的瘟疫造成牧师数量的持续下降，使其无法有效地满足信众的宗教需求。

---

① John Aberth, ed., *The Black Death: The Great Mortality of 1348 – 1350: A Brief History with Documents*, New York: Bedford/St. Martin's, 2005, p. 107.

② Rosemary Horrox, *The Black Death*, New York: Manchester University Press, 1994, p. 235.

③ John Aberth, ed., *The Black Death: The Great Mortality of 1348 – 1350: A Brief History with Documents*, New York: Bedford/St. Martin's, 2005, p. 95.

在瘟疫暴发的时候，教会需要缓解基督徒的焦虑和恐惧。“死亡似乎比以往任何时候都更近，而救赎比以往任何时候都更重要，牧师们受到了真正的考验。如果他们以这样或那样的方式采取负责任的行动——在某些情况下是歇斯底里的，能够减轻他们的羊群的焦虑，那么他们的地位就会得到加强。否则，信徒们将只能走上另一条通向天堂的道路。”[①] 当信众无时无刻不在经历死亡，而教会却无能为力时，就出现了薄伽丘描述的场面，人们不再遵守任何神法或人法，开始为所欲为。

黑死病肆虐期间，出于对死亡的恐惧，人们前所未有地关注罪孽和来世。瘟疫的冲击扰乱了社会应对成员死亡的习惯方式。对许多基督徒来说，从现世到来世的转变显然是一个可怕的过程，而教会被期望减轻与之相关的恐惧。对于欧洲的基督徒来说，有一整套程序帮助他们为死后的旅程做准备。临终忏悔仪式就是其中一个重要的组成部分，它帮助即将逝去的人消除对死亡的恐惧，帮助活着的人接受失去挚爱的痛苦。一般情况下，人死后，逝者将被搬到教会的墓地，其亲友会聚集在那里，牧师在遗体入土前为死者祝福。这些仪式非常重要，它使教会能够帮助基督徒消除对死亡的恐惧。但在瘟疫暴发后，牧师们很难有效地完成这些仪式。瘟疫致死的速度太快，神职人员无法满足这么多人对死亡仪式的需求。由于没有足够多的牧师，巴斯和威尔斯的主教拉尔夫·什鲁斯伯里（Bishop Ralph Shrewbury）甚至在 1349 年颁布了一项新的法令，指出如果人们在临终的时候找不到一名合适

---

① Robert S. Gottfried, *The Black Death: Natural and Human Disaster in Medieval Europe*, New York: The Free Press, 1983, p. 82.

的牧师，他们可以向任何人忏悔自己的罪过。如果找不到男人，向女人忏悔也可以。①

除了大量的死亡外，逃离也是神职人员数量不足的重要原因。在英格兰的主教区约克郡和林肯郡，有约20%的牧师为躲避黑死病逃离了所属的教区。普通人在瘟疫期间所经历的恐惧在他们看到牧师逃亡时加倍放大。因为如果上帝连自己的牧师都不怜悯，那普通的信徒将注定灭亡。

随着瘟疫席卷欧洲，人们发现越来越难以将自己的信仰交给神职人员。瘟疫暴露了教会的弱点，教会无法在信徒最需要指引的时候有效地引导他们。神职人员的道德败坏也在瘟疫期间暴露无遗，信徒和神职人员的关系越来越紧张。瘟疫极大地改变了基督徒心目中牧师的形象，并导致牧师在未来几个世纪的声誉下降。必须指出的是，黑死病对基督教会造成了巨大的冲击，但并没有对基督教本身造成冲击。人们并没有质疑上帝，相反，由于死亡的迫近，人们对救赎的需要比以往更加迫切。

3. 鞭挞运动（Flagellant）的兴起

鞭挞运动起源于10世纪末期，当时正值千禧年来临之际（耶稣诞生千年纪念日），很多人相信耶稣会回到人间，并预示着新时代的到来。他们希望可以用肉体的痛苦来洗涤灵魂的罪恶，最终得到救赎。黑死病肆虐期间，鞭挞运动再次盛行，人们相信是人类的罪恶招致了瘟疫，因此需要通过苦行来得到救赎。欧洲很多地方包括伊比利亚半岛、法国、低地国家都出现了鞭挞运

① John Aberth, ed., *The Black Death: The Great Mortality of 1348 - 1350: A Brief History with Documents*, New York: Bedford/St. Martin's, 2005, p. 271.

动，但在神圣罗马帝国表现得最为强烈，并在整个中欧都非常盛行。

鞭挞者成群结队，规模从几十人到几百人不等。队伍的前面一般会有一人打着幡旗，一人扛着巨大的十字架，鞭挞者跟随其后，他们穿着白袍，戴着尖角白帽，手持鞭子。鞭挞者使用的鞭子本身也有宗教象征，它代表了耶稣死在十字架上时所经历的痛苦和受难前所受的鞭打。鞭子一般是在一根木棍上拴着三根打结的绳子，并在打结处嵌入铁片。当他们到达一个城镇或乡村，他们会来到当地最有名的教堂。在仪式开始的时候，他们唱着悲伤的圣歌，跳着宗教仪式的舞蹈，谴责自己过去的罪恶。当仪式达到高潮时，鞭挞者用鞭子狠狠地抽打自己的肉体，直至鲜血淋漓，场面触目惊心。霍洛克斯说："我看到，当他们鞭打自己的时候，那些金属片是如何深深地扎进肉里，以至于需要尝试两次以上才能把它们拔出来。"① 鞭挞者暴力方式的公开忏悔反映了他们希望通过经历耶稣一样的痛苦来获得救赎。

圣歌是仪式中极其重要的部分，也是吸引村民的最主要的方式，它能以最快的速度营造出神圣的气氛。在圣歌当中，玛利亚是一个重要的象征。比如在《圣母颂》当中就这样写道："玛利亚，圣母，纯洁的少女，怜悯你的基督教世界吧，怜悯你的孩子吧，他们生活在这个邪恶的世界。"② 信徒们从玛利亚的形象中找到了安慰，缓解了他们的恐惧和焦虑。圣歌有时也会助长信徒们

---

① Rosemary Horrox, *The Black Death*, New York: Manchester University Press, 1994, p. 150.

② Eugene L., Backman, *Religious Dances in the Christian Church and in Popular Medicine*, Westport: Praeger, 1977, p. 166.

歇斯底里的情绪，特别是当歌曲提到耶稣经历的苦难时，会给人们长久的压抑提供一个宣泄的突破口。

大多数的村民或市民都把鞭挞者看成救星，把他们的到来视为一种荣誉，认为鞭挞者是为世人赎罪的殉道者，他们的到来将为人民减轻痛苦和灾祸。教堂的钟经常在鞭挞者到来的时候敲响以示欢迎。在一些城镇，尤其是德国中部的城镇，市政有时会为这些鞭挞者提供财政援助。鞭挞运动也吸引了各种各样的追随者，有时甚至包括神职人员，这就进一步提高了鞭挞运动的威望。观众尤其是那些下层社会的观众，很容易就参加到鞭挞者的公开忏悔当中，并从中获得慰藉。

鞭挞运动让人们感到兴奋，它让很多人能够在这样一个混乱而又压抑的时期表达他们的情绪。“他们的到来是德国普通农民单调生活中的一件大事；一个庆祝的场合，也是一个消除过剩情绪的场合。”① 而且，即使瘟疫已经袭击了一个个村庄，人们还是希望以某种形式的公开忏悔获得上帝的怜悯。而对于那些尚未被瘟疫袭击的村庄来说更是如此。在这种情况下，鞭挞者甚至更受欢迎，人们相信他们的行为可能会完全阻止瘟疫的到来。

鞭挞运动在各地受到欢迎，也与教会在瘟疫暴发以来令人失望的表现密切相关。成群结队的鞭挞者在城市与乡村之间穿梭，在没有得到教会许可的情况下宣扬自己的基督教教义，试图用肉体的痛苦来救赎灵魂。他们的存在对教会的权威构成了巨大的威胁，因此，两者间激烈的冲突不可避免。

---

① Philip Ziegler, *The Black Death*, Glasgow: William Collins Sons & Co., 1969, p. 68.

4. 对犹太人的屠杀

在中世纪的欧洲，每当灾难发生，人们面临死亡的真实威胁时，都会努力寻找答案。在这个过程中，寻找替罪羊的行为就会出现。这种反应在黑死病流行时也可以看到。大瘟疫带来了死亡和绝望，也摧毁了西方社会的稳定秩序。黑死病创造了一个充满恐惧和混乱的世界。人们不知道上帝为何要用如此可怕的方式惩罚人类。由于许多基督徒在瘟疫期间经历了信仰危机，人们努力寻找困境的答案。然而不幸的是，他们将少数群体当作了替罪羊。在瘟疫不断蔓延的情况下，出现了大量关于瘟疫暴发原因的谣言。一些人将瘟疫归咎于犹太人，要么认为是犹太人投毒引起的，要么认为是犹太人引起了上帝的愤怒。于是对犹太人的攻击开始了，并最终出现了大量屠杀犹太人的可怕景象。

迫害犹太人的行为始于 1348 年春的法国南部。尽管神职人员试图制止暴力，但屠杀还是在普罗旺斯、纳尔博纳（Narbonne）和卡尔卡松（Carcassonne）等地爆发。随着犹太人阴谋论传开，欧洲其他地区也迅速加入了杀害犹太人的恐怖行动当中。神圣罗马帝国的犹太人遭受了最残酷的屠杀。在美因茨、斯特拉斯堡和埃尔福特等城市，成千上万的犹太人被活活烧死。

迫害犹太人是西方社会中一个持续性的话题，延续数百年。黑死病流行期间的犹太人大屠杀仅是人们应对瘟疫的本能反应，还是有计划、有预谋地针对少数群体的攻击，一直是学界争论的问题。作为欧洲社会的外来者，犹太人一直很容易受到各种指责，尤其是他们的放债行为不为基督徒所容忍，这加剧了犹太人与基督徒之间的紧张关系，但这种不和谐不一定都以暴力尤其是屠杀的方式表现出来。在教皇的保护下，他们被允许与基督徒和平相处，免受迫害。但黑死病改变了这一切。放债人的角色是使仇恨更多指向犹太人的一个重要原因。1349 年 2 月，在斯塔拉斯堡，在瘟疫还没有蔓延到这座城市之前，就有两千名犹太人被杀害。人们在杀死他们之前，剥去了他们的衣服，试图从他们身上找到藏着的金子。① 这表明了基督徒对犹太人放债行为的深恶痛绝。

犹太人容易受到攻击的另一个原因是中世纪的基督徒将犹太人与反基督者联系在一起。随着瘟疫的暴发，这一形象变得更加鲜明。在中世纪，反基督者在人们的心里是一个强有力的形象，它加剧了人们正在经历的偏执。犹太人因其“基督杀手”的名声而与这一形象更紧密地联系在一起，是他们将耶稣交给了罗马当局并将其钉死在十字架上。基督徒的这种信念是将犹太人与魔鬼联系在一起的一个主要原因。在瘟疫肆虐期间，一些基督徒真的相信反基督者就在他们中间，而且是被未知的力量派来毁灭他们的。反基督者“不仅被认为是基督的大敌，而且与他（基督）完全对立；他们的生活是对基督的亵渎或模仿。反基督者的统治意味着基督徒将遭到残酷的迫害”。② 而且，很多基督徒相信犹太人正在策划一场摧毁基督徒的阴谋，所以他们想要在这场阴谋得逞之前消灭犹太人。

宗教的观点也是人们参与犹太人大屠杀的重要原因之一。大多数人认为这场瘟疫是上帝对人类罪行的惩罚，尤其是对犹太人

① Philip Ziegler, *The Black Death*, Glasgow: William Collins Sons & Co., 1969, p. 77.

② Rosemary Horrox, *The Black Death*, New York: Manchester University Press, 1994, p. 99.

的惩罚。于是人们相信，通过惩罚犹太人，他们就可以得到上帝的恩宠。“黑死病将人们对犹太人潜在的恐惧和仇恨浓缩成一种燃烧的怨恨，这种怨恨不仅要求复仇，还提供了额外的诱惑：如果犹太人能被消灭，那么他们（犹太人）所招致的瘟疫也会消失。”① 基督徒得出的结论是，获得救赎的最佳途径是消灭那些带来死亡的人，尤其是当神职人员已经无法将他们（基督徒）从上帝的愤怒中拯救出来的时候。瘟疫蔓延的地方都是一片混乱，这种混乱恶化了基督徒与犹太人之间本已紧张的关系。基督徒的偏执使他们很容易将对瘟疫的恐惧归咎于一个与他们宗教原则相冲突的群体。

基督教会在这个过程中起到了推波助澜的作用。一些神职人员也在公众中散播犹太人是反基督者的思想，有些牧师甚至散布犹太人绑架、折磨基督教儿童的信息。这些神职人员把犹太人描绘成“附从撒旦的魔鬼，在戏剧和绘画中被刻画成长着羊胡和羊角的魔鬼，与猪、青蛙、蠕虫、蛇、蝎以及其他长角的野兽一起消磨时光”。② 这无疑恶化了犹太人在基督徒心目中的形象。

世俗权威也加入反犹运动中。一些世俗统治者或地方官员煽动对犹太人的暴力行为，有些是因为他们相信瘟疫真的是犹太人引起的，而另一些则是希望由此获得人民的支持。在瑞士，市政官员们宣传和鼓动大规模的反犹运动。1348 年 9 月，苏黎世（Zurich）当局烧死犹太人，并宣布永久禁止他们进入该市；巴塞尔

① Philip Ziegler, *The Black Death*, Glasgow: William Collins Sons & Co., 1969, p. 74.

② Philip Ziegler, *The Black Death*, Glasgow: William Collins Sons & Co., 1969, p. 74.

（Basle）的犹太人被镇议会驱赶到一起活活烧死。[①] 1349年5月，图林根（Thuringia）的一位官员给诺德豪森（Nordhausen）议会送去一封信，为他的反犹立场辩护，他骄傲地说，他为了上帝的荣耀烧死了犹太人，并建议诺德豪森也采取同样的做法。[②] 作为世俗的政府，他们不仅拒绝保护犹太人，反而鼓动基督徒屠杀犹太人。

神职人员和政府官员的鼓动无疑放大了信徒对犹太人的仇恨，并进一步坚定了他们屠杀犹太人的决心。

除了从宗教的角度认为犹太人应该为瘟疫负责外，人们还构想出各种犹太人使用传染手段引发瘟疫的场景。一些人认为犹太人是听从了托莱多（Toledo）——一个秘密组织的命令。这个组织曾密谋把一种毒粉偷偷地带到基督教城市，杀死那里的孩子。[③] 尽管关于犹太人阴谋的谣言版本各异，但其中的荒谬之处始终如一。在所有关于犹太人传播瘟疫的谣言中，水井投毒是最常见的。水井投毒的谣言传开后，犹太人很快遭到灭顶之灾。“犹太人突然被暴力指控污染了水井和水。全世界人都为了这个原因起来残酷地反对他们。在德国，他们被基督徒屠杀，成千上万的犹太人不分青红皂白地被烧死。”[④] 谣言当然经不起细细推敲，因为

---

① Philip Ziegler, *The Black Death*, Glasgow: William Collins Sons & Co., 1969, p. 77.

② Philip Ziegler, *The Black Death*, Glasgow: William Collins Sons & Co., 1969, p. 78.

③ Philip Ziegler, *The Black Death*, Glasgow: William Collins Sons & Co., 1969, p. 75.

④ Robert S. Gottfried, *The Black Death: Natural and Human Disaster in Medieval Europe*, New York: The Free Press, 1983, p. 73.

靠水井投毒是无法让如此之多的人感染的。但水井投毒的源起可能跟犹太人的卫生习惯有关，他们更喜欢从天然开放的水源取水而不是从水井里取水。“这种习惯在正常情况下很少被人注意，但一旦发生瘟疫，就会引起极大的怀疑。”[①]

谣言的产生并不需要确切的证据，哪怕是合理的推论，在黑死病造成的恐惧氛围中，任何一种源自多数群体内部的可能使人摆脱死亡的说法都会被广泛接受。教会业已在瘟疫中表现了自身的脆弱和无力，当它不能拯救信徒时，其权威也便大打折扣。就如同鞭挞运动一样，屠杀犹太人成了基督徒自救的一种方式。当然，黑死病的暴发并不是犹太人遭受屠杀的唯一原因，除了前述的放贷和宗教因素外，长期的政治、经济和文化因素才是最根本的原因，只是黑死病加深了屠杀犹太人的程度。[②]

5. 黑死病的经济影响

如同黑死病导致的人口死亡一样，它对社会经济的影响也无法用绝对的标准来衡量。黑死病暴发带来的巨大影响使人们不可避免地将它称为欧洲经济发展史上的分水岭。11 世纪至 14 世纪欧洲经历了普遍的发展。在这段时间里，城市生活繁荣，长途贸易兴起，商业和制造业领域不断革新，庄园式的农业也日趋成熟，在经济发展的基础上人口快速增长，较 11 世纪之前增加了三倍之多，达到 7500 万 ~ 8000 万人。虽然在黑死病流行之前，

① Philip Ziegler, *The Black Death*, Glasgow: William Collins Sons & Co. , 1969, p. 75.

② Theresa Finley, Mark Koyama, “Plague, Politics, and Pogroms: The Black Death, the Rule of Law, and the Persecution of Jews in the Holy Roman Empire,” *Journal of Law and Economics* 2 (2018): 253 – 277.

欧洲经济业已进入衰落期，但黑死病的暴发无疑是雪上加霜。

黑死病对经济的影响主要体现在农业部门，这与当时的社会经济结构密切相关，除了少数人在城市从事商业或手工业之外，90%的人口都依靠农业劳作度日。一个受黑死病侵袭的村庄，往往会经历日常生活节奏深刻但短暂的紊乱。在强大的行政力量、社会结构以及人类天生的韧性的共同作用下，日常生活会较快恢复：耕田、收谷、缴租、纳税。然而，这种看似正常的现象背后，实际上是每一个参与者都在适应黑死病带来的主要经济变化：瘟疫造成的农业人口的大量减少。

瘟疫暴发之前，人口的增长导致了工资低、租金高、物价高。这种情况下，领主不仅能有更高的经济收益还能确保农地上有足够的劳动力。但黑死病彻底改变了这种情况。黑死病造成了大量的人口死亡，人口减少意味着那些不附属于土地的人可以四处流动。农产品的价格持续走低，相对于工业品，农产品一致保持较低的价格。与此同时，人口的减少使劳动力变得稀缺，从而更有价值，劳动力的工资迅速增长。英国历史学家亨利·奈顿（Henry Knighton）记录了当时农业劳动者工资的快速攀升："到第二年的秋天，雇用一个收割的人起码要花费 8 便士，还要为他提供伙食，而要雇用一个割草的人起码要花费 12 便士，还要为他提供伙食。很多作物因为无人收割而在田里枯萎。在瘟疫年间，谷物如此丰饶，却无人为此烦恼。"① 领主面对的不仅是自

① Edward P. Cheyney, ed., *Readings in English History Drawn from the Original Sources, Intended to Illustrate a Short History of England*, Boston: Ginn and Company, 1908, p. 256.

由农民，而且还有那些附属在土地上的农奴，他们用传统的劳役和地租获取领主的土地进行耕种。黑死病大大减少了劳动力数量，使农民能够以较轻的负担和较高的条件与领主讨价还价。如果领主不让步，农民就会被吸引到条件更优厚的地方去。除了劳动力的损失外，大量农民的死亡使得土地无法有效地被租赁，庄园的磨坊也无法有效地被使用，领主的实际收入大大减少。

在一系列的冲击下，传统的自耕农方式已经不再可行：数百年的庄园制度逐渐瓦解，农业的性质也开始发生变化。为了应对冲击，领主减少了土地的耕种面积，意图与现有的劳动力相匹配。此外，由于羊毛织物生产的增加以及对肉类需求的增长，许多领主开始倾向于养羊，这同样也减少了对劳动力的需求。畜牧业在欧洲大陆上开始变得越来越重要。经济作物也在气候、土壤条件合适的各地大量种植起来，葡萄、橄榄、苹果、亚麻等成了粮食作物的替代品。而为了销售这些经济作物，农业越来越以城市需求为导向。城市商人和投资者也更加紧密地参与到农村的作物种植当中。

14 世纪末 15 世纪初，为了保障土地的获益，领主开始采取一种更为彻底的租赁方式，将部分土地甚至整个庄园都租给农业资本家。农业资本家付给领主固定的地租。到 1425 年，由领主直接管理的土地已经很少了。当领主与佃农之间的关系转变为领主与农业资本家之间的关系时，中世纪的租赁关系就彻底改变了。实际上，到 1500 年，庄园制在西欧和中欧已经土崩瓦解。

从 14 世纪后半期开始，随着食物价格的下降和人们购买力的增强，以及领主制的逐渐解体，一部分农民开始能够租赁或购买土地，成为小土地所有者。劳动力价值的提高使农民的平均财产在中世纪后期有所增加。由于农民生活水平的普遍提高，黑死病后的一个半世纪被称为“黄金时代”，在这个时代里，那些成功的农民变成了“自耕农”或“富农”。

总的来说，鼠疫作为疾病的一种，其最大的特点是具有巨大的社会影响。黑死病当然不能仅被作为疾病来看待，它作为历史大图景的一部分，和战争、宗教、经济以及文化一样，是理解人类历史发展的关键之一。当然这也并不是要走向另一个极端——疾病决定论，而是要表明，有些疾病确实能够对社会产生变革性的影响，黑死病就是其中之一。大多数其他疾病，甚至流感和脊髓灰质炎等会导致大量人口死亡的疾病，都不具备类似的影响。当然，这也需要考虑到疾病对当时社会历史发展的冲击程度。如前所述的雅典瘟疫，它主要局限于雅典城内，但足以改变希腊的历史发展方向，乃至影响整个西方文明的发展方向，因此它就是巨大的历史事件。

对于 14 世纪后半期的欧洲人来说，黑死病是前所未见的。在此之前的五百年里，欧洲没有经历过像黑死病这样的大瘟疫。因此，欧洲地区没有真正有价值的先例可以用来指导对黑死病的应对，也没有什么有效措施来降低这场灾难的影响。传统的社会机构和组织人员，如教会、政府和医疗人员，在瘟疫面前似乎都无能为力，人们在很大程度上只能依靠自己来应对灾难。日常生活基本陷入停顿，周围不断死去的人让那些尚未感染的人陷入崩溃。意大利编年史学家图拉（Agnolo di Tura）曾亲手埋葬了自己的五个孩子，他这样描述道：“没有人为死亡哭泣，因为所有人都在等待死亡。死了那么多人，人们都认为这是世界末日。”① 这是对黑死病真实的描述。

黑死病对欧洲社会的巨大影响表现在方方面面。它改变了近代早期欧洲的人口结构。它周而复始地循环暴发，每一次都是一场灾难，构成了14世纪至18世纪欧洲人口增长的主要障碍。它对欧洲社会的经济生活也产生了毁灭性的打击。

它极大地影响了宗教和大众文化，产生了一种新的虔诚，对瘟疫圣人的崇拜以及激情喜剧的喜好。黑死病也深刻影响了人与死亡以及人与上帝之间的关系。

黑死病导致布道和宗教小册子大量涌现，它们的核心主题都是“神正论”（Theodicy），即善良的上帝为什么会允许邪恶显现。也就是在邪恶和苦难面前为上帝的善良辩护。人们一般更容易接受这样一个事实，即上帝会发怒，惩罚那些背离他、不听从他诫命的人。但是，如何解释大量无辜者，尤其是儿童也在灾难中不断死亡？这些都是“神正论”要回答的问题。

黑死病对基督教的影响是两方面的。它确实导致了虔诚的高涨，但它也产生了强大的反作用。对一些人来说，黑死病的经历导致他们得出了一个大胆的结论：可能没有上帝。在他们看来，一个充满爱的、全知全能的上帝不会不加区分地杀害男人、女人和孩子，夺走一个城市一半人口的生命。其结果与其说是无神论，不如说是一种无声的绝望，这种绝望或许可以用一个医学名词来表达：创伤后应激障碍。

---

① Agnolo di Tura, “The Black Death in Siena,” in Norman F. Cantor, ed., *The Medieval Reader*, New York: Harper Perennial, 1994, p. 281.

黑死病还对艺术和文学产生了重大影响。在文学中，出现了有关瘟疫的作品，包括薄伽丘的《十日谈》、迪福的《瘟疫年刊》（Daniel Defoe，*A Journal of the Plague Year*，对1665年伦敦大瘟疫进行了描写）。它还改变了欧洲绘画和雕塑的构图方式，并深刻影响了建筑风格，当瘟疫结束后，人们建造富丽堂皇的教堂以献给救世主、圣母玛利亚、瘟疫保护神圣塞巴斯蒂安（Plague Saint Sebastian）和圣洛奇（Plague Saint Roch），用以表示对上帝仁慈的感谢。

黑死病当然也促进了医学的发展。希波克拉底和盖伦的理论很难解释黑死病的起因，更无法提供有效的治疗方案。中世纪的医生只能用上帝的愤怒和占星术的观点来解释一切。认为宏大宇宙的无序导致了微观人体的无序。实际上，古今中外都存在这种类似的情况，不同的天象被用来解释不同的灾祸。然而这些解释无助于任何问题的解决。在中世纪的泥潭里，现代医学获得了发展的动力。

欧洲最终从黑死病中恢复过来，但它已经不再是原来的欧洲。它的人口大大减少，它的经济遭到了重创，它的社会结构开始发生变化，而更重要的是，人们的思想开始发生变化。

黑死病之后，鼠疫一直是欧洲最致命的疾病之一，它在欧洲持续了200年之久，在第一波大流行之后，又多次卷土重来。虽然鼠疫的毒性在15世纪有所减弱，但随后的袭击却更加严重。1630～1631年，鼠疫夺去了博洛尼亚（Bologna，意大利城市）四分之一的人口的生命，威尼斯三分之一的人口的生命，米兰近一半的人口的生命，维罗纳近三分之二的人口的生命。仅仅过了25年，罗马、那不勒斯和热那亚的半数居民亦死于1656～1657

年的瘟疫。一直到18世纪早期，鼠疫才从欧洲大部分地区消失，但是在地中海的南部和东部沿岸，在亚洲、非洲和南美洲，仍然出现过地方性的流行，在这些地方，有时甚至达到国家流行病的程度。到目前为止，预防和治疗鼠疫的方法已经相当成功了。1894年，日本科学家北里柴三郎（Sharamiro Kitasato）和瑞士科学家亚历山大·耶尔森（Alexandre Yersin）几乎同时发现了鼠疫的致病微生物，并用后者的名字进行了命名：鼠疫耶尔森菌。随后，人类又生产了耶尔森菌制剂疫苗用于预防鼠疫。此外，抗生素类药物，如链霉素或四环素也是有效的治疗药物。至于传播病菌的老鼠和跳蚤，人类可以用杀虫剂对付它们。但鼠疫，尤其是肺鼠疫依然非常危险，依然需要人类重视。

当然，鼠疫并不是中世纪和近代早期唯一致命或流行的疾病。天花、白喉、麻疹、流感、肺结核、疥疮、丹毒、炭疽、沙眼、麻风也很普遍。由黑麦的真菌污染引起的麦角病在9~15世纪的几十次流行也导致大量的人口死亡或伤残。此外还有现代人知之甚少的跳舞狂躁症（Dancing Mania，也称圣维特斯舞蹈症，St. Vitus Dance），它经常表现为一群人乱舞，有时甚至是成千上万的人一起乱舞。它最早于1374年出现在亚琛，并蔓延到整个欧洲。目前尚未有对这种病症的确切研究，有学者将其称为“集体精神障碍”或“集体歇斯底里”，它可能是在宗教狂热的背景下产生的。

第二章　天花：被彻底消灭的瘟疫

对于20世纪80年代甚至大部分70年代出生的人而言，他们是没有天花记忆的。天花，通常是指大天花，它是一种急性传染病，发病时常伴有高烧、头痛和背痛，随后皮肤上大量出疹，爆疹结痂后会在面部和四肢留下坑状的痘痕。天花是最早被疫苗控制的疾病之一，尤其是1796年英国医生爱德华·詹纳发明了牛痘接种技术后，人类开始拥有遏制天花的有效手段。1967年，世界卫生组织开展了一项针对天花的全球疫苗接种计划，经过十几年的不懈努力，到20世纪70年代后期彻底消灭了天花病毒，这也是迄今为止人类唯一彻底消灭的一种病毒。然而，天花却是人类的“老朋友”，它是一种非常古老的传染病，在人类历史上存在了数千年之久。当原始居民获得抗体控制了疾病后，天花病毒又被商旅和传教士带到了新的地方，古老的病毒得以复活，新的灾难便随之而来，这样的情况在人类历史上不停地重复出现。最近的一次则是欧洲殖民者将病毒带到美洲新世界，造成数以百万计的印第安人口死亡，并导致新世界的古文明在瞬间崩塌。几个世纪以来，天花一直是世界上最可怕的瘟疫之一，它杀死了30%左右的人口，其中大部分是儿童。而那些幸存下来的人也面临终生的毁容以及相当比例的失明等严重后果。天花作为一种历史悠久的世界性瘟疫，广泛存在于世界各地，限于本书主题，将只以西方世界为描述对象。

一 天花的流行病学

天花是由正痘病毒（Orthopoxvirus）引起的疾病，通常分为大天花和小天花。20世纪早期，人类通过显微镜首次发现大天花病毒（Variola Major）。这种病毒导致了“经典天花”（Classical Smallpox），也就是人们常说的天花。它的致死率非常高，达到30%。而小天花的致死率通常不到1%，要温和很多。

与正痘病毒同属痘病毒科的另一种病毒叫牛痘。它由英国皇家学会会员爱德华·詹纳（Edward Jenner）医生在18世纪末发现。与天花不同，牛痘主要是一种牛的自限性疾病。它在人类身上会产生一种温和的、类似流感的症状，但它却有着极其重要的作用，它为人类提供了一种对天花的交叉免疫力，也成为人类控制天花的关键。

天花是一种群聚性疾病，不同于斑疹伤寒或者黑死病，它的传播没有老鼠、跳蚤这样的中间宿主，而是通过一个已经感染的患者直接转移到另一个健康的人身上。人类感染天花后，幸存下来的人会在体内逐渐产生免疫力，从而能在一定时间内，甚至一生都不会再次感染。有免疫力的人既不会再次感染，也不会把病毒传染给没有免疫力的人，因此天花不大可能在小而分散的社区当中持续存在，相反，它必须出现在大规模群聚社会中。

天花的传染性很强。患有天花的人会因为天花疹或喉咙溃疡而将大量的病毒传播到他们周围的环境中。病人从出疹之前到最后一个痂块脱落的整个过程都具有传染性。当然，这并不意味着每一个接触患者的人都会被传染。撇开有免疫力的人不说，家庭成员相互传染的可能性在50%左右。病毒的传播途径主要有三种。第一种是飞沫传染，这也是所有传染病最普遍的一种传播途径。病毒通过病人呼气、咳嗽或打喷嚏产生的飞沫被带出，然后又被周围健康的人从呼吸道吸入，由此造成一次感染。因此，在一段时间内密切接触的环境中病毒很容易传播，比如家庭、医院、工作场所、学校等人员集中而且长时间接触的地方。第二种途径则是通过被患者污染过的物品进行传播。比如患者使用过的床单、衣服和餐具。如果这些物品带有患者病变部分的痂块，那么很可能会传染其他接触者。在适当的温度和湿度下，患者痂块中的病毒可以存活2～4个月，并且具有传染性。第三种传播途径是“垂直”传播，受感染的孕妇通过胎盘将天花传染给未出生的婴儿，从而使婴儿患上“先天性天花”。和大多数病毒一样，天花在寒冷干燥的季节传染性更强。

此外，虽然天花具有很强的传染性，但也有非常明显的弱点。首先，天花只能在人类中进行传播。由于没有中间宿主的存在，天花病毒具有彻底被根除的可能性，而且人类也已经成功地根除了天花。其次，飞沫中的天花病毒很难在空气中长时间存活，而且传染半径很小，大约在一米以内，因此适当的隔离能有效阻止病毒的传播。

因此，人员的聚集和流动程度会影响它的传播结果。17、18世纪的欧洲正值城市化快速发展、大规模移民、战争和频繁殖民的时代，这些都为天花的大规模传播提供了条件。在17世纪欧洲的儿童死亡案例中，有三分之一是由天花造成的。

天花是继鼠疫之后欧洲最可怕的瘟疫。实际上，人类历史上的任何一种瘟疫都是可怕的，只不过这种可怕以不同的方式表现出来。新发传染病往往比人类熟悉的传染病更让人恐惧。对疾病的未知、缺乏医疗手段、高死亡率，都加剧了人们的恐惧。而对于那些反复出现的流行病，当地的人们可能已经产生了一定程度的免疫力，并且病毒本身也可能通过变异变得不那么致命而适应它的人类宿主。当瘟疫第一次被传播到新的人群中时，往往会造成毁灭性的灾难。这是一种“处女地流行病”现象。美洲印第安人遇到天花时就是如此，他们的高死亡率令人恐惧。而对于那些有了免疫力的欧洲殖民者而言，天花就不那么致命了。由此，新发疾病往往比人们熟悉的疾病更加可怕。

瘟疫带来的恐惧不仅表现在死亡率上，还表现在死亡人口结构上。比如当一种疾病以青壮年男性为攻击对象，那么就会导致孤儿和寡妇数量的激增以及重要家庭经济支柱的倒塌，从而使疾病造成的痛苦后果持续更长时间，这无疑会加剧这种疾病给人类带来的恐惧。此外，受害者阶级特征的差异也会带来不同的心理冲击。比如黑死病，它是一种普遍性的疾病，受害者没有任何阶级倾向。但霍乱不同，它表现出明显的阶级特性，被明确地标记为贫困的疾病。

对于天花，人类的恐惧还源于另一个非常重要的因素，那就是天花发病的可怕过程以及由此带来的视觉上的冲击：天花会造成幸存者终身的疤痕和不可治愈的毁容。这种视觉上的冲击完全不逊于死亡带来的恐惧。即使在今天，“天花”仍然是能引起人们不安的词语。

天花的发病过程一般分出疹前阶段、出疹阶段和结痂阶段，不同阶段表现出不同症状。感染天花后，通常会有一个约 12 天的潜伏期，在这期间患者没有任何症状。潜伏期在流行病学中具有重要意义，它极大地助长了病毒的传播。由于患者并不知道自己已经感染，因此会在症状出现之前有大量时间接触他人，并可能造成大范围的传染。当病原体通过血液传播到身体的每个部位，并最终在真皮层血管中定位后，症状就开始出现。疾病的严重程度和病毒量与机体免疫力有关。症状一般表现为发烧、恶心、严重的背痛和头痛，儿童有时还会发生抽搐。在一些感染极为严重的病例中，患者会在 36 小时内死亡，尸体无明显表征，但尸检会显示呼吸道、消化道以及心肌有出血状况。病人还会表现出面色苍白、气喘或呼吸困难等症状。由于极度痛苦，病人会不时大叫以缓解疼痛。

虽然出疹前阶段存在突发性死亡的情况，但多数患者会存活下来，并进入出疹阶段，表现出天花的典型症状。在发病后的三四天，患者的前期症状会大为好转，在病情轻微的情况下，他们甚至可以恢复正常活动，但这也带来了严重的流行病学影响。

与此同时，患者身上会出现直径为 0.5 厘米大小的圆形或椭圆形斑疹，呈紫红色。这些斑疹起初出现在脸颊和额头上，但很快会扩散到全身，包括手掌和脚掌。出疹之后，病灶开始改变外观。斑疹中心变硬并逐渐凸起，形成扁平或呈锯齿状的“丘疹”（Papules）。随后，病灶变大，并且从固体变成液体，类似于水泡，颜色也从紫红色变成紫色，形成“囊泡”（Vesicles）。患者在吞咽或说话方面开始变得越来越困难。再过几天，囊泡开始充满黄色脓液，斑疹变成球状。这个过程要经历两天左右才会完全结束。此时，患者会更加痛苦。他们会再次出现发烧现象，而且眼皮、嘴唇、鼻子和舌头都会肿胀起来。由于吞咽困难，患者进食不足，病情会不断恶化，大部分时间处于昏睡状态。在这个过程中，患者身上的脓疱慢慢变硬。由于脓疱埋得很深，因此它们会在患者身体上留下永久的伤疤和深坑。天花还会产生非常难闻的气味，给患者和周围的人带来额外的恐惧。

由于难以进食，患者将经历可怕的体重下降。此外，患者的肌肉也完全失去张力，脸部因为脓疱变得无法辨认。手指和脚趾指甲下的皮疹是极度痛苦的根源。眼睛变得十分敏感，很多幸存下来的人也可能会失明。

出疹后的两周左右脓疱开始结痂。痂块中含有活性天花病毒，传染性很强。此时患者的皮肤开始大面积脱落，使深层组织暴露。这些地方疼痛异常，并表现出令人惧怕的样貌。此时是最容易引发死亡的阶段。大面积的表皮脱落很容易让患者出现败血症、继发性链球菌和葡萄球菌感染。但精细的护理、良好的卫生和充足的营养能够降低这些并发症的发生率。因此，生活富裕的人最有可能康复。这就表现了疾病的阶级性。天花对外貌的损伤是不可逆的。在预后方面，皮损的出现是利好现象，但会带来难以忍受的瘙痒。实际上，除了点状结痂的疤痕外，天花留下的其他疤痕多是患者抓挠所致。等到脓疱变干、痂块脱落，一个漫长的恢复阶段就开始了。

天花的严重程度取决于脓疱的表象、范围和分布。一般而言分为四种典型的类型。第一个是“离散型天花”（Discrete Smallpox），痘痕之间间隔较大，属于轻度天花。这种情况下病死率一般低于10%。第二种是“半连续型天花”（Semiconfluent Smallpox），即病灶相互融合，尤其是面部和前臂。这种患者的死亡率上升至

40%左右。第三种是“融合型天花”，它比第二种更加严重，出疹相互交叉形成整块区域的病灶。这种情况下，预后不良，病死率高达60%。最后，最具灾难性同时也最为罕见的是“出血型天花”（Hemorrhagic Smallpox）。感染这种天花的患者一般会丧失血液自然凝结的机能，从而死于肠道、肺部等大量内出血。出血型天花的死亡率接近100%。综上，四种天花的平均死亡率在30%左右。

天花最明显攻击的地方是人的皮肤和喉咙。这些地方的病灶不仅影响到患者的后续情况，也决定了病毒传播的路径。皮肤、喉咙的损伤会产生继发性感染并发症的危险，造成难以言说的痛苦并留下毁容和可能失明的后遗症。喉咙处的病灶使飞沫传染成为可能，而皮肤上的结痂则会在脱落时传播疾病。此外，天花病毒还会攻击人的肺部、肠道、心脏和中枢神经系统，可能导致严重的出血、支气管炎和永久性的神经后遗症。

二　天花的历史

现代科学研究认为，天花作为一种自然疾病早在史前时代就已经消失。大约在公元前10000年，当非洲东北部出现第一个定居点时，天花便随之出现，随后由古埃及商人传播到印度。① 最早对天花进行文字描述的是公元前4世纪的中国，一千多年后，公元7世纪的印度也出现了关于天花的文字记载。目前已发现的最早

① Stefan Riedel, “Edward Jenner and the History of Smallpox and Vaccination,” *Baylor University Medical Center Proceedings* 1 (2005): 21 - 25.

类似于天花的实物证据可以追溯到公元前 2 世纪第二十王朝的埃及帝国，考古学家埃利奥特·史密斯（G. Elliot Smith）在法老拉姆西斯五世木乃伊的头部发现了类似于天花脓疱的痕迹。

在古典时期，希腊是欧洲唯一一个人口稠密的地区，公元前 400 年前后，人口在 300 万人左右。到公元元年前后，由于海外殖民地的开拓，出现大量移民，希腊的人口下降到 200 万人，欧洲人口最集中的地方也转移到了罗马。6 世纪以前，欧洲没有关于天花的明确记载，但有人认为伯罗奔尼撒战争期间暴发的雅典瘟疫就是天花，但从修昔底德描述的症状看，有较大出入。除罗马外，当时欧洲很少有地方人口足够集中从而导致天花的流行。

天花可能是在 6 世纪之后传入欧洲内陆，早期主要存在于欧洲大陆的南部边缘。11 世纪和 12 世纪的十字军东征加速了人口的流动，也加速了天花在欧洲的传播。到 13 世纪，中欧和北欧相继出现了天花流行。1241 年，冰岛出现第一次天花大流行，造成了 2 万人死亡，而当时冰岛的总人口只有 7 万人。此后，天花在 1257 年和 1291 年又分别再次流行。

15 世纪时，天花已经在欧洲国家广泛传播，成为很多国家的地方性流行病（Endemic），并被一些地方称为“儿童疾病”。但此时的天花还没有达到 17 世纪和 18 世纪的严重程度，天花在当时的人口死亡原因中并没有占据非常突出的位置。这可能是由于当时的病毒株在毒性方面还比较温和。15 世纪末，欧洲人发现了另一种发疹疾病——梅毒（Syphilis）。由于它的发疹症状和天花类似，但疹子比天花大，为了将这两者区分开来，便根据疹子的大小，将梅毒称为“大疹”（Great Pox），而将天花称为“小疹”（Small Pox）。

17 世纪的欧洲是一个战争不断、贸易频繁、城市迅速发展的地方，人口的集中和交流的频繁也使天花成为继鼠疫之后欧洲大陆最严重的瘟疫。当时的英国开始对死亡人口进行统计。伦敦教区根据死亡的原因统计了教堂的丧葬，从 1629 年起，定期公布“死亡清单”（Bills of Mortality）。由于天花的普遍性，人们甚至认为它是儿童时期的一种必要疾病，就如同麻疹一样不可避免。

更大的破坏发生在 18 世纪，平民因天花而大量死去，王室成员也未能幸免。英国女王玛丽一世、奥地利皇帝约瑟夫一世、西班牙国王路易斯一世、俄罗斯沙皇彼得一世、瑞典女王乌里卡·埃莱奥诺拉以及法国国王路易十五都死于天花。18 世纪的最后 20 年里，天花夺去了 36000 个伦敦市民的生命，在格拉斯哥也造成了同样规模的死亡。在人口密集的大城市中，只要出现天花就容易产生广泛的流行。从 1766 年到 1795 年的 30 年间，柏林共发生了 6 次天花疫情，每次都会有超过 1000 人死亡。其中，1795 年的疫情被认为是由接种人痘（Variolation）引起的。在维也纳，1790 年暴发的天花感染了超过 16000 人，并造成了约 1500 人死亡。在瑞典，1779 年和 1784 年发生的天花疫情夺走了 27000 人的生命。在婴儿死亡方面，法国和瑞典每年都有 10% 的婴儿死于天花，在俄罗斯这一占比更是达到了七分之一。据统计，在整个欧洲，每年有超过 40 万人死于天花，有三分之一的失明源于天花。①

随着爱德华·詹纳牛痘接种技术的发明和推广，天花的发病

---

① F. Fenner et al. , *Smallpox and Its Eradication*, World Health Organization, 1986, p. 231.

率在19世纪的前20年里快速下降并保持在一个相对较低的水平。在瑞典，广泛的疫苗接种使天花死亡人数从1800年的约12000人下降到1822年的11人。而在丹麦，1811年到1818年几乎没有关于天花病例的记录。但从19世纪20年代中期开始，天花再次在欧洲复苏并形成大流行。引发再次大流行的原因是复杂的，但其中两个原因可能是最重要的，一是19世纪前20年的病例快速下降降低了人们接种疫苗的热情；二是当时的人们并未认识到接种一次疫苗并不能获得终身的免疫力，人类需要多次接种疫苗。在这方面，德国走在前列，德国人从1829年就开始持续接种疫苗。而在英国，直到1858年才开始在军队中持续接种，普通民众的持续接种时间则要更晚。

1870年至1871年的普法战争再次导致疫情大暴发。普鲁士军队有80万人，因为持续接种疫苗，感染病例只有8463人，而法国的感染病例则高达125000人。天花从交战国蔓延到欧洲其他地区，据估计，普法战争造成的大流行至少导致了50万人的死亡。[①] 这次大流行后，欧洲各国普遍通过立法强制民众接种疫苗并持续接种。到19世纪末，天花仍在欧洲各国流行，但由于疫苗的推广以及公共卫生设施的改善，天花流行情况已大为好转。

15～18世纪，欧洲人在世界范围内探险和殖民的同时，也将天花带到那些原本未受天花侵袭的地方，并造成灾难性的后果。当一种疾病被带到一个从未感染过的人群中，其结果可能是毁灭性的。新发疾病甚至会杀死整个族群。当欧洲人来到美洲，并把

① F. Fenner et al., *Smallpox and Its Eradication*, World Health Organization, 1986, p. 232.

天花带到新世界，就出现了这样的情况。虽然天花在欧洲、非洲和亚洲已经普遍存在了几个世纪，但是美洲尚未被感染。如果说天花在欧洲非常严重，那么它在美洲则具有毁灭性冲击。因天花而死亡的印第安人比因其他任何疾病和冲突死亡的都要多。[①] 有时天花会使整个部落消失。更可怕的是，殖民者甚至将天花当成武器来对付印第安人。

欧洲人在15世纪末开启了大航海时代。1492年10月，哥伦布宣称发现了新世界。当美洲的孤立状态被打破，哥伦布把东西半球连接在一起时，印第安人第一次遇到他们最可怕的敌人——不是欧洲的白人殖民者或非洲的黑人奴隶，而是旧世界的疾病。在与欧洲人和非洲人接触的第一个世纪里，印第安人的死亡率达到历史最高。在一系列致命疾病中，第一个传到美洲的就是天花。

新世界第一批见到欧洲人的是加勒比的泰诺印第安人，他们说阿拉瓦语，生活在大安的列斯群岛（Greater Antilles）和巴哈马群岛（Bahamas）。他们成为旧世界疾病的第一批受害者。历史学家估计，当欧洲殖民者来到美洲并在圣多明各（Santo Domingo）建立第一个殖民地时，大约有100万名印第安人生活在那里，但到1548年，那里的原居民只剩下不到500人。[②] 天花对印第安人的杀伤力如此之大，以致一位传教士写道："印第安人很容易死

① E. Wagner Stearn, Allen Stearn, *The Effect of Smallpox on the Destiny of the Amerindian*, Boston: Bruce Humphries, Inc., 1945, p. 34.

② Alfred W. Crosby, "Conquistadory Pestilencia: The First New World Pandemic and the Fall of the Great Indian Empires," *The Hispanic American Historical Review* 3 (1967): 321-337.

亡，西班牙人的长相和气味就能让他们死去。"① 泰诺印第安人的灭绝在很大程度上可归咎于西班牙殖民者的到来。毫无疑问，早期西班牙人野蛮地剥削印第安人，但殖民者的目的显然不是彻底消灭他们，由于劳动力的短缺，西班牙人实际上非常需要印第安人。但殖民者带来的疾病却在无情地杀死印第安人。和新世界的其他地方一样，印第安人对旧世界带来的疾病几乎完全没有抵抗力。而且可以肯定的是，西班牙人的残酷剥削无疑进一步削弱了他们的抵抗力。原居民的大量死亡加上殖民者以及非洲奴隶的增多，使这些岛屿的人口结构发生了彻底的改变。

1519年，西班牙人在弗朗西斯科·皮萨罗（Francisco Pizarro）和赫尔南多·科尔特斯（Hernando Cortes）的带领下，开启了人类历史上最不可思议的军事征服。几百名西班牙人在短短几年里打败了新世界里的最高文明：阿兹特克帝国和印加帝国。然而这并不是现代文明对古代文明的降维打击，而是由于西班牙殖民者有一个强大可怕却又不可见的盟友：天花病毒。

天花病毒随着西班牙人传播到墨西哥并从沿海迅速蔓延到内陆。随着天花病毒在当地的传播，阿兹特克帝国在短短的两年之内就被西班牙人征服。一位西班牙修士曾进行了这样的描述：当纳尔瓦兹（Panfil de Narvaez）船长在这个国家登陆时，他的一艘船上有一个黑人患了天花，这是一种从未在这里出现过的疾病。当天花开始袭击印第安人的时候，它的杀伤力如此之大，导致大多数省份超过一半的人口死亡，而在其他地方，死亡比例只稍低

① E. Wagner Stearn, Allen Stearn, *The Efect of Smallpox on the Destiny of the Amerindian*, Boston: Bruce Humphries, Inc., 1945, p. 44.

一点。由于印第安人不知道这种疾病的治疗方式，他们成堆地死去。还有许多人死于饥饿，因为他们都同时生病了，不能相互照顾，也没有人给他们面包或其他东西。在许多地方，碰巧房子里的每个人都死了，因为不可能埋葬这么多的人，他们就把房子推倒盖在尸体上面，以掩盖尸体发出的气味，这样他们的家就成了他们的坟墓。①

阿兹特克是一个非常好战的民族，在欧洲人到来之前，他们建立了中美洲最强大的帝国。阿兹特克文明也是欧洲人到来之前美洲最发达的文明之一。尽管在初次与西班牙人的交锋中取得了胜利，但阿兹特克人根本没有意识到他们即将面临灭顶之灾。肆虐的瘟疫给了科尔特斯和他的军队急需的喘息机会，可以重新组织和准备进攻。当瘟疫平息后，科尔特斯开始了首都围攻战。天花和饥饿造成城市中大量的人口死亡。1521 年 8 月 13 日，帝国皇帝被迫向科尔特斯投降。当城市陷落的时候，“城中的街道、广场、房屋里到处都是尸体，行人几乎无法通过。甚至科尔特斯也因为臭气而感到恶心”。② 在西班牙人入侵后的 50 年里，墨西哥人口数量大量减少，天花应该是致死的主要原因，而且是阿兹特克文明衰落的重要原因之一。

此后，西班牙人继续向南推进。他们很快征服了包括危地马拉、洪都拉斯和尼加拉瓜在内的地区。很显然，天花大大加快了

---

① F. Fenner et al. , *Smallpox and Its Eradication*, World Health Organization, 1986, p. 236.

② Alfred W. Crosby, “Conquistadory Pestilencia: The First New World Pandemic and the Fall of the Great Indian Empires,” *The Hispanic American Historical Review* 3 (1967): 321 – 337.

他们征服的步伐。

1528 年，西班牙人到达印加帝国边界并带来了天花。天花的流行对印加帝国的社会中枢造成致命打击，使印加社会陷入自我毁灭的动荡之中。印加帝国是一个专制帝国，它的皇帝自诩是太阳之子，有着半神的身份。因此，皇帝本人对帝国的稳定至关重要，而西班牙人带来的天花直接袭击了帝国的皇帝。1528 年，肆虐的天花不仅杀死了皇帝瓦伊纳·卡帕克，还杀死了他指定的继承人——皇太子尼南·库尤奇。由于没有新的继承人，内战迅速爆发。内战和天花严重削弱了印加抵抗西班牙人的能力，使得弗朗西斯科·皮萨罗（Francisco Pizarro）轻而易举地就征服了这个帝国。①

南美洲的天花最早是由葡萄牙殖民者传入的，出现在今天的巴西境内。1500 年葡萄牙探险家佩德罗·卡布拉尔发现了巴西。葡萄牙人以及非洲贩卖的奴隶带来了天花。此后不久，天花通过耶稣会传教士的旅行传遍了整个海岸线和内陆地区。到 1588 年，天花疫情在整个南美洲暴发，彻底摧毁了当地的人口。1728 年，葡萄牙传教士将人痘接种引入殖民地，但并没有广泛使用，甚至人痘接种还造成了新的感染，助长了天花的传播。在整个 18 世纪，天花几乎一直没有得到控制，每隔几年就会流行一次。

总的来说，在 1550 ~ 1850 年，西印度群岛以及中南美洲有超过 300 万名印第安人死于天花。由此导致的原居民的减少对中美洲和南美洲历史产生的影响完全不亚于征服者带来的影响。欧洲

① F. Fenner et al., *Smallpox and Its Eradication*, World Health Organization, 1986, p. 237.

殖民者对加勒比以及中南美洲人口的影响在很大程度上是通过天花实现的，那里的原居民人口几乎被消灭殆尽，取而代之的是非洲奴隶和西班牙征服者及其后代。

直到17世纪初，殖民者带来的天花还只在中南美洲肆虐，墨西哥北部的印第安人尚未受到天花的侵袭，部分原因可能是他们人口稀疏。虽然一些欧洲探险队已经深入北美新世界，但天花尚未发展到流行病的程度。直到法国、荷兰和英国的殖民者在北美建立永久定居点，天花才开始对北美原居民产生严重打击。北美的第一次天花流行发生在1616年，以波士顿湾为中心，沿着马萨诸塞州海岸扩散。这次流行造成了马萨诸塞阿尔冈琴族（Algonquin Nation）90%的人口死亡。殖民者将这解释为天意，认为是上天在为1620年在普利茅斯登陆的殖民者清理土地。[①] 1633年普利茅斯殖民地附近再次暴发天花流行。此后不久，荷兰商人沿着康涅狄格河向内陆行进，天花也随之向内陆传播。到1636年，安大略湖以北的休伦印第安人因天花流行人口数量减少了50%。

此后，天花开始在北美越来越多的地方暴发。由于土著印第安人缺乏这种新发流行病的免疫力，他们原有的生活遭到极大的破坏。一些殖民者甚至积极地助长天花在北美土著中的传播，而印第安人对这种疾病的反应也加剧了天花的严重性和扩大了传播范围。从统计数据来看，美洲大量的印第安人因为天花而失去生命。但这存在一个现象，即天花导致美洲印第安人的死亡率远远高于欧洲早期的死亡率。最有可能的是天花以及从旧世界带来的

① F. Fenner et al., *Smallpox and Its Eradication*, World Health Organization, 1986, p. 238.

其他疾病一起导致了大量印第安人的死亡。

三　接种技术与天花病毒的根除

天花影响了欧洲社会的各个阶层。在18世纪，每年有40万人死于天花，三分之一的幸存者失明。18世纪的英格兰将天花病人称为“斑点怪物”。天花的病死率在20%～60%，绝大多数幸存者有毁容疤痕。婴儿感染的致死率甚至更高，在19世纪末，伦敦的天花致死率接近80%，而柏林则达到了98%。长期以来，人类一直在寻找治疗天花的方法。

大约从10世纪开始，医生们就认为红色可以治疗天花，于是就将各种红色的物品围在病人四周，这也被称为“红色疗法”(Red Treatment)。比如在病人卧榻周围挂上红色的布帘，在病人的房间里摆上红色的家具，用红色的毯子把病人裹起来。除此之外，在体液理论的基础上，医生们又推出了四种不同的疗法。第一种疗法直接针对发疹后出现的脓疱。医生们试图通过吸干脓疱或灼烧脓疱来进行治疗。不管效果如何，这些措施都会带来巨大的痛苦。第二种和第三种疗法虽然同样基于体液理论，却是完全相反的两种治疗方式：“热疗法”（Hot Regimen）和“冷疗法”(Cold Regimen)。热疗法的主要思路是让患者大量发汗，从而排出体内过多的体液。医生会用毯子将患者裹住，或者将患者置于热水之中，让其出汗。同时，医生认为阳光和新鲜空气对患者是有害的，于是病人被关在阴暗不通风的地方。冷疗法与热疗法相反，即使患者处在一个很冷或凉爽的环境中。医生会用冷水反复擦拭病人的身体，并在他们的脸和四肢上敷上冷物。最后一种疗法则是自中世纪以来就在各种疾病中非常流行的治疗方法：放血疗法。

此外，由于天花一般都伴随着毁容。因此，为了降低出现麻点和疤痕的可能性，医生们也提供了各种并无依据的疗法。比如，有医生认为增加身体其他部位的刺激可以减少脸部的疤痕。为此，在患者的四肢和面部涂抹水银和其他腐蚀性液体。也有医生将各种各样的软膏涂抹在患者的脸上，裹上纱布，只留眼睛、鼻孔和嘴巴在外。还有医生会绑住病人的双手以防止他们因为瘙痒难忍而抓挠面部。

接种技术的出现，使人类能够开始主动预防天花，也为在世界范围内根除天花病毒迈出了重要的一步。人类很早就发现，天花的幸存者将不会二次感染。早在公元前 430 年，天花的幸存者就被要求对患者进行护理。① 中国、印度以及埃塞俄比亚是世界上最早出现人痘接种技术的国家。人痘接种就是将轻症患者的天花病毒注入健康人的体内，以产生免疫力。接种通常有两种方式，一是从患者身上取下痂块，磨成粉末后由健康的人吸入鼻腔；二是从患者的天花脓疱中取出液体，然后划破未感染者的手臂，并将液体涂抹在伤口处，完成接种。人痘接种有一定的风险，接种者通常会出现与天花相关的症状，如发烧和产生皮疹，并且可能会引发感染。然而，死于人痘接种的风险要比自然感染而死亡的低很多。与接种死亡率相比，感染死亡率要高出十倍以

---

① Gross CP, Sepkowitz K. A., "The Myth of the Medical Breakthrough: Smallpox, Vaccination, and Jenner Reconsidered," *International Journal of Infectious Diseases* 1 (1998): 54 - 60.

上。在牛痘技术发明之前，人痘接种是预防天花最有效的方法。

18世纪英国贵族作家、驻土耳其大使爱德华·沃特利·蒙塔古的夫人玛丽·沃特利·蒙塔古（Mary Wortley Montagu）从土耳其将人痘接种技术引入英国。蒙塔古夫人曾感染天花，容貌尽毁。她在旅居土耳其期间，目睹了人痘接种的过程。1718年3月，她让大使馆医生查尔斯·梅特兰（Charles Maithland）给自己五岁的儿子接种了人痘。回到伦敦后，她开始广泛推广这一疗法，但困难重重。由于这是一种来自东方的民间疗法，而且接种本身也会引起症状，因此遭到了英国医疗机构的强烈反对。1721年4月，当天花在英国肆虐时，她让梅特兰医生在王室医师在场的情况下，为她的女儿接种了人痘。这是英国首例人痘接种。此后，她说服威尔士公主安斯巴赫的卡洛琳（Caroline of Ansbach）测试这种疗法。1721年8月9日，梅特兰获准对纽盖特（Newgate）监狱的6名待处决的死刑犯进行实验。数名王室医师、皇家学会成员和医师学会成员参与了实验过程。所有囚犯都在实验中幸存下来，并在后来暴露于天花的实验中被证明具有免疫力。最终这些囚犯也得到了释放。在这次实验的几个月后，梅特兰再次对几名孤儿进行了实验，结果同样也获得成功。1722年4月，梅特兰成功地给卡洛琳的两个女儿进行了接种。

多次实验的成功逐渐降低了人们对人痘接种的质疑。越来越多的医生开始接受这种预防措施，而同时民众对天花的预防也有着极大的需求。于是医生们很快开始大规模地开展人痘接种。到18世纪中期，死于天花的王室成员数量不断增加，这在客观上也加速了人痘接种的推广。此后，欧洲王室成员普遍接种人痘，包括奥地利女王特蕾西亚、普鲁士国王腓特烈二世、法国国王路易

十六、俄皇叶卡捷琳娜二世以及他们的子女。普鲁士国王还给他所有的士兵接种了疫苗。[①] 事实上，在詹纳发现牛痘之前，人痘接种已经在欧洲被广泛使用。

1796 年，英国医生爱德华·詹纳发现了牛痘的免疫功能，并证明它比人痘更加安全，牛痘开始代替人痘。詹纳于 1749 年 5 月出生于英国格洛斯特郡的伯克利。他五岁时不幸成为孤儿，和哥哥生活在一起。詹纳自幼对自然科学兴趣浓厚，13 岁时在布里斯托附近的萨德伯里（Sodbury）当了一名乡村外科医生兼药剂师的学徒。正是在那里，詹纳偶然听到一个挤奶女工说自己永远不会得天花，因为她得过牛痘。但此时的詹纳并未投入到牛痘免疫功能的研究中。1770 年，21 岁的詹纳在学徒期满后，前往伦敦继续学习。在伦敦，詹纳不仅研究医学还涉足其他自然科学，包括解剖学、地质学以及氢气球制造。1788 年，詹纳因对杜鹃的研究被选为英国皇家学会会员。

直到 1796 年，詹纳终于迈出了研究牛痘的第一步。多年来，他一直听说牛痘使挤奶女工免于天花侵袭的传闻。根据多年的医学和其他自然科学经验，他认为牛痘不仅可以预防天花，而且可以作为一种人为干预的保护机制。为了验证牛痘对天花的免疫效果，1796 年 5 月 14 日，詹纳将挤奶女工萨拉·内尔姆斯（Sarah Nelmes）手上的牛痘疮接种到一个名叫詹姆斯·菲普斯（James Phipps）的八岁小男孩手臂上。随后，小男孩出现了轻微发烧症状。几个月后，詹纳让菲普斯多次接触天花病毒，菲普斯都没有

① Hopkins D. R. , *Princes and Peasants*: *Smallpox in History*, Chicago: University of Chicago Press, 1983, p. 98.

出现任何症状。1797 年，詹纳给皇家学会发了一篇论文，描述了他的实验和观察结果。然而，论文遭到了拒绝。1798 年，詹纳增加了实验的案例，并在实验的基础上出版了一本名为《对牛痘起因和影响的调查》的小册子。此后，詹纳又进行了大力的推广。虽然起初志愿者寥寥无几，过程也充满艰辛，但经过不懈的努力，到 1800 年，大多数欧洲国家都已经接受了牛痘接种。同年，牛痘接种传到美国，在托马斯·杰弗逊的支持下，在弗吉尼亚很快得到了推广。1801 年，詹纳出版了《接种疫苗的起源》一书。他在书中总结了自己的发现，并认为这种做法最终将消灭天花。慢慢地，牛痘接种的价值得到了英国的公开承认。1802 年和 1807 年，议会一共向詹纳授予了 3 万英镑的奖励。此后，牛痘逐渐取代了人痘。1840 年，英国正式禁止人痘接种。[①] 到 19 世纪后期，人们发现接种牛痘并不能使人终身免疫，有时必须再次接种。

牛痘接种技术在欧洲和北美的普及使天花的死亡率大为下降，经过一系列的努力，到 20 世纪 50 年代，欧洲和北美的许多地区根除了天花。但在世界范围内，天花仍然没有得到控制。20 世纪早期，天花仍在亚洲、非洲、南美洲广泛传播。

1958 年，第 11 届世界卫生组织大会收到报告，指出天花在 63 个国家造成了灾难性后果。苏联日达诺夫教授提议世界卫生组织启动世界范围内消灭天花的行动。尽管建议的可行性在一开始受到了质疑，但还是得到了大会的采纳。1959 年，世界卫生组织第 12 届大会决定开展一项全球根除天花计划。1966 年，第 19 届

---

① Willis N. J., "Edward Jenner and the Eradication of Smallpox," *Scottish Medical Journal* 4 (1997): 118 - 121.

大会为该项目划拨了专项资金。1967 年，计划正式实施。

全球根除天花计划的根本要点在于，天花只感染人类，而不感染动物。这一属性对疫苗接种运动至关重要。没有中间宿主的存在，天花病毒无法跨越人类和动物之间的物种屏障，这使人类彻底根除天花具有了可能性。当天花在人类社会被彻底消灭，那就意味着它从整个世界被彻底消灭。

世界卫生组织根除天花计划（1967～1980）（The Intensified Smallpox Eradication Program，1967－1980）包括这样一些措施：使用冻干疫苗（Freeze-dried Vaccine）开展大规模疫苗接种运动。在英国研制的冻干疫苗成为根除天花的关键。疫苗可直接冷冻而无须冷藏，并且可以在使用中根据需要重新配置；同时要求所有国家都应该参加这项计划，并进行监督；此外还编制根除天花方案手册，对各国进行指导。世界卫生组织每年为这项计划提供 240 万美元的资金。项目开始时，正值天花在巴西、印度尼西亚、撒哈拉以南非洲和印度次大陆流行之际。经过几年的推进，巴西在 1971 年确诊最后一例天花，印度尼西亚在 1972 年确诊最后一例天花。到 1973 年初，印度次大陆上的天花已经得到很大程度的遏制，但小天花仍然存在。到 1974 年，巴基斯坦最后一例天花确诊，到 1975 年印度最后一例天花确诊。

经过长达 20 年的努力，1979 年 10 月 26 日世界上最后一例天花被清除。1980 年 5 月 8 日召开的第 33 届世界卫生大会建议所有国家停止接种疫苗，并向全世界正式宣布，人类已经彻底消灭了天花。

第三章　斑疹伤寒：决定战争胜负的将军

在人类历史上的所有瘟疫中，只有少数瘟疫真正改变了历史，斑疹伤寒（Typhus）就属于其中之一。斑疹伤寒一直是人类灾难的伴生物，就其与人类的悲剧性关系而言，它仅次于鼠疫和霍乱。每当饥荒、寒冷与战争一同出现时，它就不会缺席。斑疹伤寒甚至比军队本身更能决定战争的结果。正是由于它与战争之间的密切关联以及对战争结局的巨大影响，在拿破仑战争之后，斑疹伤寒获得了“斑疹伤寒将军”（General Typhus）的绰号。在人类发明抗菌疗法前，它对人类的威胁巨大，造成了不计其数的人口死亡。

一　斑疹伤寒的流行病学

斑疹伤寒是一种只发生在人类身上的自然感染，是由一种叫立克次氏体（Rickettsia Prowazekii）的细菌引起的疾病，分为流行性斑疹伤寒、丛林斑疹伤寒（恙虫病）和鼠性斑疹伤寒三种。斑疹伤寒有很多不同的名字，如历史斑疹伤寒、古典斑疹伤寒、丛林斑疹伤寒、红虱病、虱传斑疹伤寒、监狱热、船热、营地热和饥荒热等，这些名字不仅反映了它发病的场所和情形，也反映了旅行、战争以及不良卫生条件是它主要的发病原因。

人体虱（Pediculus Humanus Capitis）是斑疹伤寒的传播者。人体虱的整个生命都是在人类的衣服里度过的。它们会在衣服上产卵并孵化，幼虫经过两周变成成虫，并经过三次蜕皮。在自然条件下，人体虱每天要从宿主那里吸血四次到六次，人血是它们唯一的食物。

一旦感染者血液中的斑疹伤寒病菌被人体虱吸食，就会在人体虱肠道内迅速繁殖，并通过粪便分泌出来。由于在人体虱的其他组织中并没有发现立克次氏体，所以传染并不是通过人体虱在人身上的叮咬实现的。相反，是健康的人通过接触人体虱的粪便而被感染。由于感染者一般都有发热症状，而人体虱喜欢体温正常的人，因此它们会很快离开感染者并寻找健康的宿主。人体虱每次叮咬的时候都会在人类皮肤上造成一个创口，并且在吸血的同时进行排便。虱子叮咬会产生刺激，致使宿主主动去抓挠。因此，人体虱排出的粪便就可能被揉进叮咬的创口，或者揉进其他抓挠过程中破损的皮肤，这是感染的一般方式。此外，抓挠接触到的人体虱粪便还可能通过手指被揉进眼睛、鼻腔等，或者等粪便干燥后变成粉末通过空气传播进入呼吸道，从而完成传染的过程。因此，在没有人体虱的情况下，与患者的接触并不会使斑疹伤寒在人与人之间传播，立克次氏体病菌不会出现在患者的唾液、尿液或粪便中，除非患者有伤口，血液外流。

斑疹伤寒有 5 ~ 15 天的潜伏期，然后开始出现症状。病人会有严重的头痛、背痛、腹股沟痛、关节痛、食欲不振、全身不适，接着便是发烧，持续 5 天左右。由于发烧，病人会发冷、虚脱，同时会有恶心的症状。八成患者还会出现中枢神经系统症状，通常包括谵妄、昏迷和癫痫。肺部则表现为立克次氏体间质感染，引起支气管肺炎，导致呼吸困难或缺氧。相当一部分患者还会出现干咳。斑疹伤寒最典型的症状是在发病后一周内出现皮疹。皮疹直径约 5 毫米，分布全身包括四肢。这是由于病菌分散在各个主要器官中，同时还阻碍了血液循环。皮疹一开始呈鲜红色，但颜色很快变深，呈紫黑色。患者康复后，皮疹一般会消退，只有少数情况下会留下褐色斑点。血管阻塞还会导致手指和脚趾坏疽变黑。斑疹伤寒的康复者通常都具有终身免疫力。但由于立克次氏体病菌即使在患者康复后也能在人体内长期存在，因此当患者免疫系统受到重大创伤后，可能会再次出现病症。

斑疹伤寒是一种在寒冷气候下出现的疾病，它的流行通常在冬天达到峰值，在春季逐渐减弱。卫生条件对斑疹伤寒的发病情况影响极大，在所有严格执行公共卫生措施的地方，发病率已经大幅下降。但城市贫民窟、偏远的乡村地带还是存在暴发的危险。在寒冷的冬天，人们拥挤在卫生条件很差的环境中，长时间不洗澡，并且穿着同一件衣服时，斑疹伤寒就可能产生。因为这种环境正好适合人体虱的繁殖和扩散。

所有年龄、所有阶层的人都是斑疹伤寒的易感人群。在 1948 年氯霉素和四环素问世以前，未经治疗的病患死亡率在惊人的 50% 左右。一般情况下，儿童的患病症状较轻，随着年龄的增长，死亡率会不断上升。但在使用广谱抗生素治疗的情况下，基本不再出现死亡病例。

二　斑疹伤寒的流行史

斑疹伤寒的起源是一个有争议的问题。与人类许多古老的疾病一样，它们在历史中的记叙并不完善，以至于我们很难将那些描述与现代已知的临床表现以及流行病学描述进行完整的匹配。流传最广的是汉斯·津瑟（Hans Zinsser）的假说，他认为疫情最早在远东或非洲暴发，然后在15世纪传到了西班牙，后来又从西班牙传到了欧洲其他国家，并被西班牙殖民者传到了美洲。当然，这些主要是基于历史描述，由于对古代疾病的描述往往较为模糊，当这种疾病的症状不是特别独特的时候，往往就容易受到挑战，比如斑疹伤寒在15世纪以前的旧世界是否为人所知？事实上，在美洲殖民期间，许多传染病在欧洲和新世界之间相互传播。比如天花和麻疹是从欧洲传入美洲的，登革热则是从非洲传入的。而有人认为梅毒起源于美洲，并由殖民者带到欧洲。由于在北美鼯鼠中发现了斑疹伤寒病菌携带者，因此斑疹伤寒起源于美洲是有可能的。

虽然在今天，斑疹伤寒的确切起源尚无定论，但随着对古代组织碎片（如牙髓、骨头或木乃伊遗骸中的DNA）进行分析的技术的发展和考古发现的不断增多，科学家终将拨云见雾，使很多长期存在的假设得到验证或排除。最典型的是，人类从中世纪黑死病病人留下的牙髓中鉴定到了鼠疫耶尔森菌，确定了黑死病的病原。因此，可以推测，无论是欧洲还是美洲，死于斑疹伤寒的病人的牙髓中可能还保留着立克次氏体病菌。如果考古发现了疑似感染斑疹伤寒的人类遗骸，先进的分子工具可能有助于解决斑疹伤寒的起源问题。

现代科学已经证实，最早的斑疹伤寒暴发于18世纪初的西班牙王位继承战争期间。2010年，法国国家研究中心和地中海大学的研究人员通过对法国北部杜埃发掘出的骸骨进行研究，确定了引起战壕热（Trench Fever）和斑疹伤寒的病原体。这项研究首次从实物的角度确定了18世纪初欧洲斑疹伤寒的存在，并支持了疾病可能是由西班牙殖民者从美洲带到欧洲的假说。1710～1712年，在西班牙王位继承战争期间，法国北部的杜埃城被多次围困。1981年，在杜埃发现万人坑，迪迪埃·拉乌尔（Didier Raoult）和马赛生物文化人类学实验室（Laboratoire d'Anthropologie Bioculturelle de Marseille）的研究人员进行了古微生物学研究。万人坑中骸骨的摆放方式，以及未能发现任何武器造成的身体伤害，都表明这些人可能死于疾病，而且这种疾病甚至比杜埃围攻期间发生的战争更致命。分子生物学分析使研究小组能够确定死亡的原因。通过从遗骸牙髓中提取的DNA，科学家们鉴定出了引起战壕热和斑疹伤寒的DNA。这是欧洲最早科学发现的斑疹伤寒。

然而，对此之前的研究，主要还是依赖于书面记录。根据古代的描述，有许多瘟疫和地方流行病可能被误认为是斑疹伤寒。斑疹伤寒的两个典型症状是发烧和皮疹，但很多疾病都会引发这两个症状。由于对皮疹的描述往往比较粗浅，因此很难判断症状是否是由斑疹伤寒引起的。

很多研究表明，斑疹伤寒与战争关系密切。一般来说，大规模的人口流动、糟糕的卫生条件以及饥荒都容易导致流行病的发生。在人类的历史上，很多大规模的战争都伴随或导致流行病的暴发。因此，作为战争伴生物的斑疹伤寒很可能在古代就已经多次发生。赫希在他的《历史病理学》中这样写道："斑疹伤寒的历史写在世界历史的黑暗篇章中，它讲述了人类因战争、饥荒和各种苦难而遭受的痛苦。在每一个时代，早在历史调查者能够追踪这种疾病的时候，斑疹伤寒就与人类最悲惨的不幸联系在一起；因此，我们有充分的依据推测，在古代和中世纪，我们所知道的许多战争和饥荒的瘟疫，不是来自医学案例，而是来自历代志，斑疹伤寒就是其中非常突出的一个。"①

最早关于斑疹伤寒的猜测是本书提到的第一场瘟疫——暴发于公元前5世纪的"雅典瘟疫"。随着大规模的军队调动，几起瘟疫同时发生，斑疹伤寒可能就是其中一种。据推测，这次疫情开始于埃塞俄比亚，然后经过埃及，最终到达比雷埃夫斯港。在所有症状中，咳嗽、呕吐、腹泻和谵妄最为常见。此外，患者的身体上也出现了皮疹，这些皮肤上可见的症状可能因为文本翻译的缘故而出现了各种不同的描述。这些描述都和斑疹伤寒有关。这次瘟疫可能改变了西方的历史，雅典输掉了伯罗奔尼撒战争，雅典在希腊世界的影响力再也没有恢复到战前水平。当然，我们并不能根据希罗多德的描述就确定雅典瘟疫是斑疹伤寒，它还可能是天花、猩红热、腺鼠疫、麻疹等其他疾病。②

此外，安东尼瘟疫也被认为可能是斑疹伤寒。正如盖伦所描

① J. C. Snyder, "Typhus Fever in the Second World War," *California Medicine* 1 (1947): 3-10.

② Woodward, T. E., "A Historical Account of the Rickettsial Diseases with a Discussion of Unsolved Problems," *International Journal of Infectious Diseases* 5 (1973): 583-594.

述的，它与发烧、腹泻和有时是脓包的皮疹有关。同时，6 世纪的查士丁尼瘟疫虽已被确定为是鼠疫的第一次明确记录，因为人们描述了典型的淋巴结肿大。但很多人认为这次瘟疫中同时暴发了斑疹伤寒。

在中世纪，十字军战争总是伴随着大规模的人口迁徙、饥饿和流行病。疾病造成的死亡人数比战死的人数要多。各种疾病也很普遍，包括鼠疫和痢疾。由于缺乏非常详细的记叙，所以既不能肯定也不能否定斑疹伤寒是当时的流行病之一。

在 15 世纪以后的欧洲历史上，出现了许多关于瘟疫的记录，其中大多数肯定就是斑疹伤寒。早在 1489 年，在塞浦路斯与土耳其作战的西班牙士兵将斑疹伤寒带到了西班牙。1489 ~ 1490 年格拉纳达内战（Civil Wars of Granada）期间，西班牙医生描述了一种类似于斑疹伤寒的疾病，这种疾病在当时被称为“中暑”（Tabardillo），它的致死率非常高，导致了一万七千名西班牙士兵死亡，几乎是士兵战场死亡人数的六倍。[①] 疾病被描述为一种恶性斑疹热，这是第一次真正类似于现代斑疹伤寒的暴发。很多人认为这就是第一次斑疹伤寒暴发，它的发生早于西班牙征服美洲。到 16 世纪中期，墨西哥出现了斑疹伤寒，并导致那里的两百万名印第安人死亡，但很难确定病毒是否为西班牙人带去的。

此后不久，斑疹伤寒在意大利出现，并开始了其在政治舞台上的首次亮相。随着神圣罗马帝国皇帝查理五世（Karl V，即西班牙国王卡洛斯一世，Carlos I）和法王弗朗索瓦一世（François I）

---

① Hans Zinsser, *Rats, Lice and History*, New York: Little, Brown and Co., 1935, pp. 242 – 243.

之间的战争爆发，以及各国军队在意大利集结，斑疹伤寒在欧洲迅速蔓延开来，从西班牙蔓延到法国、意大利、德国、奥地利等地。1528 年，法军在洛特雷克（Lautree）的指挥下，在那不勒斯对神圣罗马帝国军队进行围攻。法军看起来势在必得，而斑疹伤寒的暴发却让查理五世的军队松了一口气。正如汉斯·津瑟所说，“斑疹伤寒以一种影响深远的方式首次出现在政治舞台上”。[①] 斑疹伤寒让双方的军队都遭受了重创。洛特雷克以为那不勒斯的神圣罗马帝国军队无法支撑太久，然而，法军才是无法支撑下去的一方。瘟疫在法军阵营里肆意妄为，仅在一个月的时间里，一半以上的法军士兵便死在瘟疫的魔爪之下。据载，当时两万五千人的法军最终只剩下四千人，洛特雷克也不幸抱恙而终，残余部队被迫撤退。神圣罗马帝国皇帝大获全胜，教皇克雷芒七世主动示好。之后，意大利归顺西班牙，位高权重的教皇也完全被查理五世控制。可以毫不夸张地说，斑疹伤寒改变了战争的结果，法国在形势大好的情况下，未能战胜神圣罗马帝国，也改变了其后欧洲历史的发展方向。

在巴尔干地区，神圣罗马帝国、意大利和法国的军队与土耳其人作战，许多士兵甚至在上战场之前就被斑疹伤寒所伤。当瘟疫被返回的匈牙利士兵传播到欧洲各地时，斑疹伤寒被称为“匈牙利疾病”（Morbus Hungaricus）。

17 世纪是一个战争不断的时代，斑疹伤寒在那个时代毫不吝啬地炫耀着它在战争中的“功绩”，伤害着士兵和平民。在“三

---

① Hans Zinsser, *Rats*, *Lice and History*, New York: Little, Brown and Co., 1935, p. 248.

十年战争”（1618～1648年）伊始，斑疹伤寒就跟着敲响了战鼓。魏森堡（Weissenburg）战役之后，曼斯菲尔德（Mansfeld）的军队穿过普法尔茨进入阿尔萨斯，所到之处都留下了斑疹伤寒。1625年，随着华伦斯坦和提莉（Tilly）军队的移动，斑疹伤寒在德意志北方肆意横行。战争毁坏了农田，迫使农民进城，这也使瘟疫在斯特拉斯堡（Strassburg）、曼海姆（Mannheim）、法兰克福、美因茨、纽伦堡和所有较小的城镇里蔓延开来。1625年，斑疹伤寒席卷了梅斯，并通过凡尔登传到了法国。而萨克森不仅受尽斑疹伤寒的百般折磨，在1631年的布莱滕费尔德战役后，又落入了鼠疫的魔爪。于是，鼠疫流行起来，两种疾病随着快速移动的军队一起传播。当士兵们离开时，瘟疫却留了下来，从无数的疫源地蔓延到周围地区。在这一段时间里，巴伐利亚的人口急剧下降，巴伐利亚几乎成了无人区。[①]

斑疹伤寒不仅肆虐于战争所到之处，和平之地也难以幸免。1624年它杀死了阿姆斯特丹一万名无辜的平民。1641年，它又在法国夺走了里昂两万五千人的生命。紧接着瘟疫又延伸到巴黎和阿维尼翁，并沿着比利牛斯山和地中海沿岸扩散开来。当“三十年战争”结束时，瘟疫已经渗透到欧洲大陆的每一个角落。

在“三十年战争”和拿破仑战争之间的一个半世纪里，斑疹伤寒一直在折磨欧洲各地。“三十年战争”后的欧洲并未迎来持久的和平，英国、法国、荷兰、俄国、土耳其、奥地利之间战争不断，为斑疹伤寒的兴风作浪提供了充足的条件。1718年，斑疹

① Hans Zinsser, *Rats, Lice and History*, New York: Little, Brown and Co., 1935, p. 275.

伤寒在爱尔兰广泛蔓延。1720 年，西西里的饥荒为斑疹伤寒的暴发“煽风点火”。1735 年莫斯科遭受了斑疹伤寒的袭击。1740 年，爱尔兰爆发土豆饥荒，再次给了斑疹伤寒可乘之机。与此同时，德国中部也遭受了袭击。1762 年，意大利爆发饥荒，斑疹伤寒也接踵而至，持续了 7 年之久。在 18 世纪后半期，随着工业的发展，斑疹伤寒抓住贸易衰落和就业率下降的机会，在人间肆意妄为，而战争和农业灾害无疑使其猖狂行为愈演愈烈。①

不仅在欧洲，在美洲的战争中也可见到它的身影。伍德沃认为斑疹伤寒在美国独立战争的一些关键战役中扮演了重要的角色，这些战役可能延长了美国独立战争的时间，同时也进一步摧毁了印第安人部落。

进入 19 世纪，斑疹伤寒因为在拿破仑远征俄国战役中的惊人作用，再次向世人证明，它才是更能左右战争结局的主导要素，并获得了“斑疹伤寒将军”（General Typhus）的称谓。拿破仑惨败的原因很多，包括拿破仑在指挥上存在的问题，欧洲大陆的普遍胜利，让他接受了自己不可战胜的神话，不屑于任何建议；他身体上的问题，分散了他的注意力，让他无法集中精力指挥战斗，但斑疹伤寒的作用无论如何夸大都不为过。

法兰西第一帝国建立后，法俄之间的敌意并没有达到拿破仑远征的程度。1807 年弗里德兰战役后，拿破仑和俄皇亚历山大一世签署了《提尔西特条约》（The Treaty of Tilsit）。条约没有割让土地或索取战争赔款的条款，但是要求俄国加入大陆封锁体系

---

① Hans Zinsser, *Rats*, *Lice and History*, New York: Little, Brown and Co., 1935, pp. 286 – 287.

（Continental System）。可以说两国以比较友好的方式达成了和平。

到1812年，拿破仑一世在欧洲大陆获得了空前的军事胜利，法国占领了几乎整个意大利、德意志地区，成立了受法国控制的莱茵邦联，击败了欧洲强国奥地利，大败普鲁士，控制了西班牙、荷兰等地。但在对英战争中，法国并未获得优势。实际上在1805年特拉法加海战后，法国就无力再发动渡海战，转而采取经济手段，为了彻底切断英国在欧洲的贸易，他下令禁止大陆与英伦三岛之间的一切通商船运。在法国统治的地区，英国的货物被没收，英国的商人被追查。到了1807年底，大陆封锁政策的对象扩展至中立国的船运。但俄国出于对法国扩张野心的戒备，声称这一制度破坏了俄国的经济，所以在参加法国的大陆封锁一段时间后退出了和法国的联盟，也不愿配合对英国的经济封锁，英国的商品因此经俄国源源不断地进入欧洲大陆，俄国因此成为欧洲大陆阻止拿破仑争夺欧洲霸权的中坚力量。俄国的行为招致拿破仑的愤怒，拿破仑认为俄国允许中立国船只入港的政策是不遵守协定的表现。对拿破仑来说，没有俄国，大陆体系是不可能发挥作用的。至此，拿破仑决定用武力迫使俄国回到大陆体系中。

1812年6月24日，拿破仑率领着61万人的庞大军队开始渡过涅曼河进入俄国，这可能是当时人类有史以来集结的最庞大的单一军队。面对拿破仑的大军，俄国没有正面迎敌，而是向东撤退，同时采取了焦土战略，即烧毁庄稼、推倒房屋、阻断桥梁。俄国的策略使拿破仑以往让军队从所到之处征用食物、饲料、抢夺财富的做法无法开展。这种“掠夺制度”不仅补充了给养，还为他的部队提升了士气，士兵会把军事行动视为自我充实的手段，从而热爱战争。但跨越涅曼河后的法国士兵却面临与以往完全不同的情况。士兵无居所休息，战马无饲料供养，更不用说其他有价值的战利品了。士兵们开始抱怨，除了泥泞的道路、烧焦的田野、倒塌的房屋，其他什么都没有。然而，这只是糟糕的开始。

首先袭击军队的疾病是痢疾。由于军队里没有卫生设施，而在进入俄国的艰苦跋涉中，各种各样的环境又为微生物病菌的滋生创造了完美的条件，特别是痢疾，这也是19世纪军队最害怕的疾病。与伤寒和霍乱一样，痢疾也是通过粪口传播的。拿破仑军队庞大，前后延绵数十公里，完全生活在一个被系统性污染的环境中。沿途皆是臭气熏天的泥巴、人和马的粪便、漫天飞舞的苍蝇、大量繁殖的蛆虫。军队在这样的环境中行军、进食、休息，而且也不换衣服。许多士兵会直接排便到溪流中，或者如果腹泻，就在公用水源中清洗衣物。因此，几乎沿途所有的水源都被先头部队污染了。对于后面的部队来说，他们会饮用任何能找到的水源，不在意气味、颜色。最终，痢疾在军队中大量传播。到八月下旬，痢疾几乎扩散到全军，每天都造成数千人死亡。

随着天气变得寒冷，新的疾病袭击了军队。在前往斯摩棱斯克（Smolensk）的道路上，到处都是虱子和微生物寄生虫。由于气温骤降，士兵们穿的衣服越来越多，这为虱子繁殖提供了条件。而且，士兵们几乎不换衣服，也不洗澡。此外，由于天冷，大家挤在一起取暖，不管是吃饭还是睡觉。密切的接触为虱子从一个人身上迁移到另一个人身上提供了最好的机会。结果，几乎每个士兵身上都有了虱子。

虱子折磨着每一个士兵，并在幸存者心里留下了深刻的记忆。“晚上，当我们蜷缩在营火旁，生命就回到了虫子身上，它们对我们施加了无法忍受的折磨……，它所激起的厌恶使这一切更加强烈……这些害虫以可怕的方式大量繁殖。衬衫、背心、外套，到处都是。可怕的瘙痒会让我们半夜睡不着觉，把我们逼疯。背上的皮肤已经被我们抓掉，瘙痒加上疼痛让它变得如此难以忍受。我们所有的人都是如此。”①

虱子使斑疹伤寒的病菌在士兵间疯狂地传播，受感染的人一个接一个地倒下。但军队的医生并不知道患病的原因是什么，因此完全束手无策，只能任由瘟疫蔓延。庞大的军队在瘟疫的攻击面前毫无防备。拿破仑将军在“斑疹伤寒将军”面前毫无还手之力。

斑疹伤寒可能不是造成法军死亡的唯一疾病，但应该是最主要的疾病。到 1812 年底，法军损失了 13.5 万人。然而，当时的人们并不知道虱子和斑疹伤寒之间的关系，因此没有开展灭虱行动，没有强制洗澡和换衣服的命令。面对大量的非战争死亡，士兵们近乎绝望，许多人自杀。军队指挥官除了命令士兵继续前行外，别无他法。

斑疹伤寒是拿破仑在远征俄国战役中失败的主要原因之一。拿破仑的军队在疾病中损失了大约 20 万名士兵，占到了法军总人数的三分之一。斑疹伤寒终结了拿破仑的征服梦想。普林斯曾对这次战役进行了这样的描述：“……当拿破仑的军队从莫斯科撤退时，留下了几千名斑疹伤寒病人，他们几乎都死了，只有身体比较强壮的病人被抬上了马车……在维尔纳（Vilna），人满为患，斑疹伤寒肆虐。由于极端的寒冷，大量生病和疲惫的士兵被

① Adam Zamoyski, *1812*: *Napoleon's Fatal March on Moscow*, London: Harper Collins Publishers, 2004, p. 51.

留在后面，寻找庇护之所，或是私人住宅或是医院。后者的情况极其糟糕；病人和死人被一起关在没有暖气的房子里，病人躺在腐烂的稻草上，完全无人照管，也没有营养供给。在那次可怕行军中幸存下来的几个不幸的士兵，他们饥肠辘辘、衣衫褴褛、鞋子破了、身上爬满害虫、四肢冻僵、生了坏疽，向着四面八方散去，有的回家去了，有的去了法国人控制的据点。”①

到1813年，当庞大的远征军回到法国的时候，原来的61万人的大军，只剩3万名幸存者。大多数士兵死于寒冷的天气和传染病。斑疹伤寒和痢疾是袭击军队的主要疾病，但这两种疾病以及糟糕的卫生状况和饥饿严重削弱了士兵的抵抗力，加之军队处于拥挤不堪的环境中，为各种病菌的繁殖提供了巨大的“培养皿”。这些不仅增加了传染性，而且不利于康复。

斑疹伤寒不仅改变了拿破仑远征的结局，更改变了欧洲历史发展的轨迹。法俄之战伤及了拿破仑的根本。拿破仑帝国因为战败而分崩离析，帝国建立的欧洲秩序很快被逆转，并遭到毁灭性的打击，帝国范围内的民族独立运动风起云涌。1813年，第六次反法同盟在莱比锡击败了拿破仑，并于次年攻入法国，拿破仑被迫退位，被流放到厄尔巴岛，虽然之后有昙花一现的百日帝国，但他最终在滑铁卢战役中彻底失败。欧洲封建势力重新崛起，把持各国朝政，建立所谓的“维也纳体系”，自由和民主的力量一次接一次地遭到镇压。

一百年后，当第一次世界大战在欧洲爆发，斑疹伤寒也再次

---

① J. C. Snyder, “Typhus Fever in the Second World War,” *California Medicine* 1 (1947): 3-10.

伸出了它的魔爪。1914 年，斐迪南大公遇刺之后，奥地利向塞尔维亚宣战，第一次世界大战爆发。在军事上，塞尔维亚处于明显的劣势。这个巴尔干小国刚刚结束了与土耳其的战争。连续不断的战争使塞尔维亚弹药和物资奇缺。北部的城镇和村庄最先遭到广泛的破坏，导致人们无家可归，大举南迁。手无寸铁的人们的健康状况迅速恶化。营养不良、过度拥挤和极差的卫生条件为斑疹伤寒铺平了道路。1914 年 11 月，斑疹伤寒首次在难民中出现，然后迅速蔓延到军队中，并传播到全国各地，随后便出现了自黑死病以来欧洲人从未见过的恐怖场面。

在第一次世界大战开始时，塞尔维亚有大约 300 万人口。在短短六个月内，就有 50 万人感染斑疹伤寒，占到全国人口的六分之一，其中 20 万人死亡，包括 10 万名平民、7 万名士兵和 3 万名奥地利囚犯。

面对瘟疫，塞尔维亚根本无法应对。现存的医院完全不足以满足病患需求。医护人员奇缺，当时的塞尔维亚全国只有 400 名医生，他们几乎全部染病，其中 126 人死亡。护士更加短缺，更不用说药品等医疗物资。

1915 年的 2 月和 3 月，瘟疫以前所未有的速度和力度暴发。到 4 月，当疫情达到峰值时，每天新增病例达到 1 万例，但大约只有四分之一的人可以得到救治。死亡率也从疫情开始时的 20% 上升到峰值时的 60% ~70% 。[①]

① Milovan Pisarri，“The Typhus Epidemic in Serbia in 1915：The Role of Dr Richard Strong's American Medical Mission，” *Acta Historica Medicinae*，*Pharmaciae*，*Veterinae*（2018）：71 –85.

半年以后，塞尔维亚陷入极其无助的境地。但让人意想不到的是瘟疫也震慑住了奥地利的军队。由于害怕被瘟疫感染，奥地利军队放弃了进一步进攻塞尔维亚的计划。斑疹伤寒一边折磨着塞尔维亚，一边却帮它控制住了边界。很难估算塞尔维亚的局势对整个战争产生了什么样的影响，但可以肯定的是，当奥地利在塞尔维亚快速推进时，战场局势已经朝着有利于同盟国的方向倾斜。斑疹伤寒没有帮助塞尔维亚赢得战争，但阻止了同盟国向巴尔干半岛的进一步推进。

在西线，虽然人体虱也普遍存在，但它没有引发斑疹伤寒。对于这个问题，很难给出一个简单的答案。不过西线战壕出现了另一种疾病：战壕热。它和斑疹伤寒的致病菌不同，它的致病菌是巴尔通氏体属菌（Bartonella Quintana）。

瘟疫让敌对双方的卫生部门都高度重视，而医学科学的进步让他们知道了斑疹伤寒的传播途径以及如何战胜它。于是，交战双方都采取了大规模的灭虱行动。第一次世界大战也成了一场灭虱大战。军队开始意识到，他们最大的敌人并不总是他们的对手，而可能是潜伏在他们周围的微生物。卫生设施、医疗保健、卫生条件开始变得和军需品、战略战术一样重要。

塞尔维亚战役是斑疹伤寒最后一次在军事战役的结果中发挥重要作用的战役。然而，这并不意味着它从此消失。正是由于斑疹伤寒在历次战争中给人类带来的苦难，当第二次世界大战爆发的时候，人们才更加担心世界规模的战争将可能给斑疹伤寒的暴发提供一个前所未有的机会。但在整个第二次世界大战期间，由于及时的预防措施，除了零星感染之外，斑疹伤寒并没有在交战双方的军队里大肆暴发开来，反而主要在平民区流行起来。西班牙、意大利、德国、波兰、匈牙利等国家都出现了一定程度的感染，其中德国最为严重。1945 年，当盟军穿过齐格弗里德防线（Siegfried Line）时，在科隆的居民中发现了斑疹伤寒。而在德国的一些集中营里有更多的人遭到了感染。

第二次世界大战后，斑疹伤寒的暴发明显变得零星。这得益于医学研究的进步，它在最大程度上削弱了瘟疫暴发的前提条件。

三　斑疹伤寒的研究与治疗

医学上很早就开始了对斑疹伤寒的研究，然而，斑疹伤寒和伤寒（Typhoid Fever）有很多临床上的相似点，如发热、出红疹等，导致医学上对这种疾病的认知一直非常混乱。直到 18 世纪，才开始对斑疹伤寒和伤寒的临床描述进行了区分。1739 年，英国医生约翰·赫胥姆（John Huxham）首先区分了这两种疾病。尽管在 18 世纪后期就有医生用“斑疹伤寒”来描述这种疾病的神经学症状，但依然很少有人尝试从病理学上区分斑疹伤寒和伤寒。直到 1836 年，美国病理学家威廉伍德·格哈德（William Wood Gerhard）根据病理发现，明确区分了这两种疾病，[①] 医生们才接受了斑疹伤寒和伤寒是不同疾病的认知。

1848 年欧洲革命期间东欧地区暴发了斑疹伤寒。在上西里西

① Dale C. Smith, “Gerhard's Distinction between Typhoid and Typhus and Its Reception in America, 1833 – 1860,” *Bulletin of the History of Medicine* 54 (1980): 368 – 385.

亚（Upper Silesia）一场特别严重的斑疹伤寒流行期间，德国医生、政治家鲁道夫·菲尔绍（Rudolph Virchow）呼吁采取必要的公共卫生措施来对抗这场疾病。

虽然斑疹伤寒的影响力在 19 世纪下半期有所减弱，但 19 世纪 70 年代病菌学说的出现促使细菌学家们为这种疾病寻找微生物病因。1903～1908 年，霍华德·泰勒·里基茨（Howard Taylor Ricketts）通过研究确定了落基山斑疹热的病原，推测斑疹伤寒的病原与斑疹热的病原关系密切。1909 年，北非突尼斯巴斯德研究所（The Institute Pasteur in Tunis）所长查尔斯·尼克尔（Charles Nicolle）利用当时关于昆虫和其他节肢动物微生物媒介作用的研究成果，首次发现了人体虱是斑疹伤寒的媒介。第二年，在墨西哥城研究斑疹伤寒的里基茨描述了他在斑疹伤寒患者的血液、受感染虱子以及虱子粪便中发现的细菌。令人惋惜的是，里基茨还没来得及证实他的观察结果，就染上了斑疹伤寒不幸去世。1914 年，波兰研究员斯坦尼斯洛斯·冯·普劳亚泽克（Stanislaus Von Prowazek）证实了里基茨的观察结果，但他也在实验中感染了斑疹伤寒而不幸去世。1916 年，巴西人恩里克·德·罗恰·利马（Henrique da Rocha Lima）最终确定了引发流行性斑疹伤寒的微生物，他将其命名为普氏立克次氏体（Rickettsia Prowazekii），用以纪念两位因研究斑疹伤寒而献身的早期研究者。现在，“立克次氏体病”一词不仅适用于斑疹伤寒，而且适用于其他几种与斑疹伤寒临床症状相似的由其他立克次氏体引起的疾病。

自尼克尔确认人体虱是斑疹伤寒的传播媒介以来，“没有虱子，就没有斑疹伤寒”的口号一直是公共卫生领域努力对付这种疾病的主要手段。第一次世界大战期间，交战双方都根据这一发现制定了消灭斑疹伤寒的灭虱方案。这些措施包括洗澡并用蒸汽处理衣服来杀死虱子。在饱受战争蹂躏的东欧，由于没有采取这种措施，大量平民死亡。

1926 年，美国病毒学家肯尼斯·麦克西（Kenneth F. Maxcy）推测了冬季和夏季两种不同类型的斑疹伤寒。1928 年，尼克尔因发现虱子在斑疹伤寒传播中的作用而获得诺贝尔奖。他发现病人在住院、洗澡和换衣服后就不再被感染。为了证明这个发现的科学性，他开展了一些实验，给未受感染的虱子喂食感染猴子的血液，然后再把虱子转移给未受感染的猴子，最后那些健康的猴子也患上了斑疹伤寒。但他误认为是虱子的叮咬造成了病菌的传播。1938 年，简·史塔孜克（Jan Starzyk）发现病人是被虱子的粪便感染而非被叮咬感染，最终找到了传播的正确途径。

在发现斑疹伤寒的病原之后，科研人员开始研究疫苗来对抗这种疾病，并获得了一定的成功。其中以赫勒尔德·考克斯（Herald R. Cox）的研究最具商业价值。但到 1939 年，尚未有明显的临床证据表明这些疫苗能在流行期间发挥良好的效果。此外，研究人员还没有找到治疗斑疹伤寒的化学药剂。从人和动物身上提取的免疫血清似乎对疾病也没有明显的作用。斑疹伤寒作为一种与人类苦难密切联系的疾病，它几乎总是发生在医疗资源不足的情况下，因此，对斑疹伤寒的病理生理学（Pathologic Physiology of Typhus）研究也相对较少。

在第二次世界大战期间，斑疹伤寒的威胁是同盟军非常重视的一个问题，但整个二战期间未出现大规模的感染，这得益于一系列的防控措施。1942 年初，美国农业部和检疫局的昆虫学家以及洛克菲勒基金会卫生部门的工作人员开始深入研究控制虱子的有效方法。1942 年 12 月，美国总统富兰克林·罗斯福建立了一个特殊的机构——斑疹伤寒委员会（The U. S. A. Typhus Commission），专门从事斑疹伤寒的预防和控制工作。1943 年，斑疹伤寒委员会和洛克菲勒基金会在墨西哥、埃及以及北非其他国家进行了田野实验，验证抗虱粉的效果。到 1943 年底，他们开发出新的灭虱方法，大大简化了除虱过程，只需要将灭虱粉吹入人的头发、袖子、脖子、腰部和裤子即可完成。第一批灭虱粉效果良好，但也存在明显缺陷。它的主要成分是除虫菊酯，而除虫菊酯在当时的供应有限，并且有效时间短。因此，人们需要一种更易于制造、对人体安全，而且效果持久的新灭虱粉。于是 DDT（二氯二苯三氯乙烷，Ddichlorodiphenyl-Trichloroethane）便应运而生。DDT 几乎是一种完美的灭虱药物，它方便无害，有效时间可以达两周以上，因此得到了广泛的认可。DDT 的使用，有效地控制了斑疹伤寒在战场上的传播。除了灭虱外，疫苗也得到了广泛的使用，虽然它并不能完全预防这种疾病，但可一定程度上改善症状。整个二战期间，盟军阵营中几乎没有死于斑疹伤寒的病例。

1948 年，四环素和氯霉素被发现是治疗立克次氏体疾病的有效药物。自此以后，抗击斑疹伤寒几乎完全依赖这些抗生素。1980 年，考虑到考克斯疫苗的作用有限，疫苗生产宣告停止。目前，世界上没有斑疹伤寒疫苗投放市场。

在人类的历史上，斑疹伤寒是与战争密切联系的可怕的流行病。但随着人体虱和斑疹伤寒之间关系的发现，人类发明了有效的除虱粉，简化了灭虱程序，增强了灭虱效果，扩大了灭虱范围，遏制了斑疹伤寒大规模暴发的可能。同时，随着人类对斑疹伤寒病理生理学以及血清和化学药物的更深入研究，新的药物和治疗方法也被发明出来。

由于人类对斑疹伤寒特性的了解，以及治疗手段的开发，在未来，“斑疹伤寒将军”可能无法再次张牙舞爪、肆意妄为，可能无法再对人类构成很大的威胁。但是，正如汉斯·津瑟所指出的，斑疹伤寒并没有灰飞烟灭，它将继续存在几个世纪。只要人类的愚蠢和残暴给它一个机会，它就会乘虚而入，重整旗鼓。[1]

① Hans Zinsser, *Rats, Lice and History*, New York: Little, Brown and Co., 1935, p. 301.

第四章 结核病：时尚与优雅的象征

根据世界卫生组织的统计，1993年，结核病在世界范围内造成了300万人的死亡。在主要的传染病致死中，结核病造成的死亡人数占全球死亡总人数的5%以上，也就是说每天有超过7000人死于结核病。[①] 自1995年结核病被宣布为世界上最致命的疾病以来，时至今日，已经持续二十多年，并且每年都有超过100万例的死亡报告。[②] 在现代医疗高度发达的今天，依然有如此巨大的死亡人口统计数据，那在卡介苗、异烟肼、链霉素等药物被发明之前，死亡人数是无法想象的。

一 结核病的名称

结核病是世界上最古老的疾病之一，考古发掘表明古埃及人

① World Health Report, https://www. who. int/whr/1995/media_ centre/executive_ summary1/en/index3. html, Accessed Mar. 18, 2020.

② WHO, Tuberculosis is the World's Deadliest Infectious Disease, https://www. dw. com/en/who-tuberculosis-is-the-worlds-deadliest-infectious-disease/a - 52895167, Accessed Mar. 18, 2020.

早已患过这种疾病。由于流行病学的变化，疾病生物学基础和医学实践的发展，人们给它起过很多不同的名字。这些名字虽然在今天都被翻译为“结核病”，但它们却是各种不同的表达，如“减少”或“浪费”对应的“Phthisis”，“消耗/消瘦”对应的“Consumpition”，后来又出现了“淋巴结核”（Scrofula）的命名。直到现代才使用了“结核病”（Tuberculosis）这个正式的名称。在中文中比较常见的名称包括“痨病”和“结核病”，并在这两个名称的基础上延伸出痨咳、肺痨、肺结核等。

除了这些常见的名称外，还有很多形象或表意的名称，如衰退（Decline）、消瘦病（Wasting Disease）、白色瘟疫（White Plague）、腺体肿大（Swollen Glands）、国王的邪恶（King's Evil）、消耗热（Hectic Fever）、墓地咳嗽（Graveyard Cough）等。

名称的变化与人们对结核病的认知基本一致。在早期，由于不了解这种疾病的原因和病变，常见的症状是患者逐渐消瘦、发烧、咳嗽和吐血，所以人们用形象的“减少”来命名。到后来，虽然“消耗”是从希腊语“Phthisis”翻译而来，但更多地强调患者皮肤的苍白和虚弱。18 世纪末开始，人们认为结核病是一种美丽的疾病，象征着才华和创造力，于是有了“白色瘟疫”“青春的强盗”等名称，结核病成了天才、美和早逝的神话。与此同时，由于它造成了数百万人的死亡，特别是社会的贫困阶层，因此，又被称为“死神的上尉”（Captain of All These Men of Death）。直到现代科学发现了结核病的病原结核分枝杆菌（Tubercle Bacillus），才用“结核病”对它进行了命名。

二　结核病的病原学与症状

1882 年，罗伯特·科赫发现了结核分枝杆菌，找到了结核病的致病因。人类通过四种方式感染它，其中三种非常少见，包括：母亲通过胎盘传给胎儿；通过共用医疗器械感染；通过受感染的牛奶或肉摄入杆菌。只有第四种是最主要的传播方式，即飞沫传染。患者在咳嗽、打喷嚏或说话时，将结核分枝杆菌通过飞沫传染给他人。分枝杆菌在进入人体肺支气管和肺泡后开始引发感染。然而，感染并不等同于得病。九成左右健康人的身体会产生免疫反应，并将结核分枝杆菌隔离起来。感染得到了控制，没有进一步发展为疾病并出现症状。但这并不意味着完全康复，由于结核分枝杆菌是被隔离而不是被消灭，所以它们仍可以存活下来，并在未来的任何时候，尤其是当人体免疫系统被严重削弱时，引发疾病。在再次感染之前，病人一般被称为“潜伏结核病患者”。

免疫力弱的人，在被感染后会出现一系列症状和并发症。在这种情况下，大量的结核分枝杆菌侵入肺部周围或渗入淋巴系统、血液，然后被带到身体的任何部位，并对人体造成致命的攻击。这种传播的过程被称为“粟粒性结核”（Miliary Tuberculosis）。

由于结核分枝杆菌可能被带到人体的任何部位，它们可以在肺部和其他地方建立原始感染。这种感染部位的多样性使结核病成为所有疾病中最为多形性的疾病之一，它可能攻击任何组织或器官——皮肤、心脏、中枢神经系统、脑膜、肠道、骨髓、关节、咽喉、脾脏、肾脏、肝脏、甲状腺和生殖器。因此，结核病可能以各种各样的形式出现，使它经常表现出其他疾病的症状，让确诊变得非常困难。在20世纪科学诊断问世之前，医生经常将结核病误诊为伤寒、支气管炎、霍乱、败血症、脑膜炎等其他疾病。

结核病通常是一种慢性疾病，它会持续几十年，而不像黑死病、流感或霍乱那样引发突然的疾病。结核病在几十年的时间内缓慢发展，时而有所缓解，甚至可能出现明显的康复现象，时而又神秘地复发。但也存在极端情况，它也可能在出现症状后的几个月内导致患者死亡。这种情况在19世纪被称为“恶性痨”（Malignant Consumption）或“百日痨”（Galloping Consumption）。在抗生素被发明和使用之前，估计有八成的病例会在1～20年时间内死亡，不过在每个年龄段里，都有一些人会自行痊愈或明显痊愈。最典型的例子就是诗人约翰·济慈（John Keats）与小说家罗伯特·路易斯·史蒂文森（Robert Louis Stevenson），济慈于1820年2月病倒，一年后便去世，年仅25岁，他是19世纪人们对结核病认知的焦点。而史蒂文森则与疾病抗争了数十年，多次出入疗养院。

尽管结核病反复无常，有急性也有慢性，但一般情况下，其症状表现为三个阶段。当然，这三个阶段并没有明确的界限，也并不表现为必然。

第一阶段是早期结核病。结核病的发病通常是渐进的，早期典型的症状是干咳，尤其在夜间，在患者入睡之前会出现持续性咳嗽，咳嗽会在夜间消失，并在黎明时复发。持续的咳嗽导致患者无法休息，加剧了疲惫和身体的疼痛。咳嗽还可能伴有呕吐。患者通常会出现运动后呼吸急促、体重减轻、脸色苍白、食欲下降和淋巴结肿大等症状。和很多其他疾病一样，持续的疲惫是结核病发病的最主要表现，也是引起患者注意的第一个症状。但与其他疾病不同的是，结核病尤其是肺结核不仅表现出疲劳还表现出呼吸的不适。

第二阶段是中期结核病。结核病的第一阶段和第二阶段并没有明确的界限。然而，第二阶段的患者咳嗽会变得更加频繁和剧烈，咳嗽引发的痛苦也更加强烈。在肺部，结核扩散并引发炎症，病人咳嗽时的痰越来越多，而且变得浓厚并呈绿色。伴随着咳嗽，患者还会出现咯血的现象，吐出泡沫状的血液，尤其是在情绪激动时。这也是人们最害怕的症状，因为咯血就意味着结核病的确诊，并预示着可怕的结果。除咳嗽和咯血外，患者还会出现发烧的症状，并伴有寒战和盗汗。发烧和出汗进一步损害病人的身体，让他们无法睡觉、筋疲力尽。不过发烧并非有迹可循，通常是间歇性的，也可能持续发烧。患者还会出现心跳加快、胸部疼痛、呼吸困难等症状。

中期的患者还会出现一种叫“结核病患者痊愈希望”（Spes Phthisica）的症状。“痊愈希望”是一种心理状态，患者不愿意接受其处境的严重性，表现为异常的兴奋和快乐。它是患者对自己的身体状况不切实际的乐观。这种现象早在16世纪就有记载，在当时人们对结核病认知有限的情况下，这种症状被理解为诱发结核病的原因。

第三阶段是晚期结核病。在现代医学能有效诊断结核病之前，病人的结核病只有恶化到第三阶段才能得到可靠的诊断。到了第三阶段，患者身上已经出现了非常容易识别的症状。

这种症状首先表现为身体的严重消瘦。这是结核病最普遍的特征。历史上结核病诸多称呼之一的“消瘦”就是根据这个特征命名的。如前述的“Consumption”和“Phthisis”都源自希腊语词根，意思就是逐渐消瘦。在结核病晚期，病人的身体逐渐消瘦，最终仅剩皮包骨。而与患者不断消瘦相伴随的是厌食、腹泻，以及导致无法吞咽食物的喉咙疼痛。患者面部肌肉萎缩，脸颊凹陷，眼睛凹陷，全身骨骼突出，肤色苍白，血管明显。

第三阶段的症状还表现为患者更加急促的呼吸。分枝杆菌对肺部的侵袭，导致肺部功能被破坏，为了摆脱窒息的状态，病人表现出对空气的强烈渴望。尽管在结核病早期就开始出现呼吸急促的现象，但其严重程度远不如晚期。尽管晚期结核病致死有很多原因，但窒息是其中一个重要原因，由于肺的萎缩和功能的丧失，病人呼吸变得越来越困难。

三　结核病的历史

结核病是一种由结核分枝杆菌引起的疾病，可能会发生在身体的各个器官中，但最广为人知的是在肺部。在人类历史上，结核病一直是一种灾难，威胁着人类的生命，它可能比任何其他微生物病原体杀死的人都更多。

肺结核是一种古老的疾病，它一直困扰着人类。与其他流行病一样，结核病以大流行的方式肆虐，然后退去，再次肆虐，再次退去，周而复始，直到有效的预防和治疗方式出现为止。科学研究猜测结核分枝杆菌起源于1.5亿年前。现代分子遗传学技术和结核分枝杆菌的基因测序可以更精确地估计分枝杆菌的起源时间。这种估计基于结核分枝杆菌的低突变率。西班牙科学家古铁雷斯（María Concepción Gutiérrez）的研究团队认为，早在300万年前，东非就出现了结核分枝杆菌的早期祖先。[①] 而所有现代结核分枝杆菌的成员都有一个共同的非洲祖先，它大约形成于三万五千年至一万五千年前。随着人类的大迁徙，疾病被带到世界各地，其中应该包括了结核病。从非洲出发，人类相对容易地到达了欧洲和亚洲，白令海峡也未能阻止他们前往美洲的步伐。气象学家认为，连接西伯利亚和阿拉斯加的大陆桥一直存在到大约一万年前。

考古发掘为人类了解肺结核的历史提供了更确切的证据。最古老的肺结核病例存在于公元前8000年的考古遗骸中。在海德堡地区发掘的一块约7000年的骨头中也发现了肺结核存在的证据。[②] 古埃及的结核病可以追溯到5000多年前，典型的肺结核骨骼异常，包括波特氏畸形都已经在木乃伊中被发现，并在早期的埃及艺术中被清晰地描绘出来。但书面记录很少，医学记录中也没有提及。[③] 美洲的考古发现也找到了早期结核病存在的证据，包括在秘鲁木乃伊身上发现的波特病。这些考古证据表明，在欧洲人到达美洲之前，西半球就已经存在结核病了。

现存世界上最早关于结核病的文字记录是雕刻在一块玄武岩上的汉谟拉比法典，距今约3800年。法典中提到了一种慢性肺病，

---

① Gutiérrez M. C., "Ancient Origin and Gene Mosaicism of the Progenitor of Mycobacterium Tuberculosis," *PLoS Pathogens* 1 (2005), https://www.ncbi.nlm.nih.gov/pmc/articles/PMC1238740/, Accessed Mar. 20, 2020.

② Ayvazian L. F., "History of Tuberculosis," in Reichman LB, Hershfield, eds., *Tuberculosis: A Comprehensive International Approach*, New York: Dekker, 1993, pp. 1 - 20.

③ A. J. E. Cave, "The Evidence for the Incidence of Tuberculosis in Ancient Egypt," *British Journal of Tuberculosis* 3 (1939): 142 - 152.

很可能就是肺结核。在希腊文学中，大约在希波克拉底时期出现了“肺结核”（Phthisis）和“肺痨”（Consumption）的概念。

希波克拉底在《传染病》第一卷中描述了一种“肺虚弱”的疾病，这种疾病伴有发烧和咳嗽，他将其称为“肺结核”。结核病被描述为当时最常见的疾病，并且这种疾病通常以死亡告终。“在早春、夏季和冬季，许多长期身体虚弱的人都出现了结核病的症状……许多人，事实上，大多数人都死了，那些躺在床上的人，我不知道他们还能活多久，结核病是当时最严重的流行病，也许是唯一致命的一种。大多数人以如下的方式受到这种疾病的影响：伴有寒战的发烧，盗汗不止，四肢冰冷，大便紊乱、频繁，咳嗽，痰液浓稠，但难以排出。”① 希波克拉底甚至警告他的同行们不要去医治那些结核病晚期的病人，因为这些病人最终都会因无法治愈而死去，从而会损害医生的声誉。

除希波克拉底之外，希腊的另一位医师——以弗所的索拉努斯（Soranus of Ephesus）也对结核病进行了细致的描述：“有一种潜在的发热，通常在傍晚时分开始，到凌晨时分减弱；发热的同时会伴随着咳嗽，而且会有浓痰。浓痰一开始呈红色，然后变得浑浊，然后带蓝色或绿色，最后变成白色。患者声音会变得嘶哑，呼吸困难，脸颊发红，身体其他地方呈灰白色。病人没有食欲，通常会因为疾病变得瘦弱。有时在胸部有嘶嘶声或喘息声。有时肺部会有沉重的感觉，病人会吐出肺纤维；肺部溃疡也会带

① John Frith, “History of Tuberculosis. Part 1 - Phthisis, Consumption and the White Plague,” *Journal of Military and Veterans' Health* 2 (2014): 29 - 35, https://jmvh.org/article/history-of-tuberculosis-part-1-phthisis-consumption-and-the-white-plague/, Accessed Jun. 4, 2020.

来刺痛感。病人的脉搏变得微弱模糊。"①

早在希腊时期，医生们就认为干预越早越好。在希波克拉底时代，结核病患者通常在寺庙里接受护理，因为疾病多被认为与神相关，而寺庙是离神最近的地方，在那里他们也会得到食物和照顾。由于当时还没有人体解剖，因此并不清楚结核病的病理。希波克拉底学派认为结核病是一种遗传病而不是传染病。到了盖伦时代，结核病的医疗方式发生了一些变化。医生们认为改变空气或环境有助于恢复健康。这并非指在室外呼吸一下新鲜空气、提神醒脑，而是要寻找一个更干燥、气候更温和的地方。在罗马时代，地中海南部的埃及或利比亚就非常受欢迎，因为患者需要从意大利长途旅行到达此处，而旅行本身就被认为可以治愈疾病。船只在海上的颠簸会让病人呕吐，而根据当时流行的四体液平衡理论，呕吐具有排毒的功效。而且在航行过程中，病人也会暴露在阳光之下，同样具有治愈效果。对于无力承担跨海旅行费用的人而言，医生建议他们可以尝试到最近的海岸去旅行。而对于那些只能卧床的重症患者，医生也建议房间做好通风。由此可见，盖伦时代的医生对空气治疗的重视。医生还建议患者改善饮食，通常包括多食用牛奶、鸡蛋、肉和酒。除了改善空气、环境和饮食外，医生还会使用各种复杂的药物和手术进行干预。医生们配制了各种液体、气体作为药物来治病，而在手术方面，最主要的就是古代世界最常用的放血疗法。治疗方式的多样性和丰富

① Marianna Karamanou, George Androutsos, "The Masterful Description of Pulmonary Tuberculosis by Soranus of Ephesus (c. 98 - 138 A. D.)," *American Journal of Respiratory and Critical Care Medicine* 6 (2012): 571.

性可以反映当时结核病的普遍性。但是，由于缺乏统计数据，我们无从知晓古代社会到底有多少人患有结核病。

随着欧洲进入中世纪，有关结核病的书面记录越来越少，但这并不意味着疾病的消失。从现代知识来看，人口密度的增加、恶劣的居住条件、不良的饮食习惯，加上寒冷的冬季，就很可能增加结核分枝杆菌的传染性。因此，我们可以推断在中世纪仍有大量的人感染结核病。但是，由于缺乏支撑材料，我们只能做出推断，而不能肯定。实际上，在5世纪罗马帝国灭亡后的千年时间里，欧洲各地广泛发现了结核病的考古证据。但这些考古发现只能证实结核病的广泛存在，而不能提供准确的感染人数。此外，一些记载也不翔实，因此只能进行推测。如1226年，圣方济各（St. Francis of Assisi）可能就死于肺结核，享年44岁。

中世纪对结核病的描述最神奇的地方在于它的疗法——皇室之触（Royal Touch），即君主伸手去触摸一下患病的人。这种疗法的出现与当时的社会观念以及人们对结核病有限的认知密切相关。长期以来，基督徒都相信疾病是一种超自然的力量。在当时的法国和英国，普遍的信念是，结核病是由他们的罪孽造成的，只有神的触摸才能治愈。皇室之触的疗法始于496年的克洛维时代，在接下来的近千年时间里，部分患有结核病的病人接受了君主的触摸疗法，并由此发展出一套完整的仪式，患者跪在君主面前，君主触摸一下患者的脸部，并在他面前画一个十字架。在英国，安妮女王是最后一位实施触摸疗法的君主。

皇室之触对当时的政治体系产生了巨大的影响，它是王权合法化最有效的“佐证”。古代的基督徒普遍相信上帝具有治愈疾病的能力。如果王位是一个神圣的职位，君主的权力来自上帝的授予，那么在加冕礼上接受圣油涂抹得到“圣灵恩赐的恩典”的国王就应该同样具有治愈疾病的能力。反过来，只有真正神圣的君主才能治愈疾病，那些道德沦丧的人自然不会拥有这种能力。因此通过“治愈”病患，国王可以名正言顺地宣称“君权神授”。这成为君主证明自己合法性的重要手段之一。

皇室之触还能有效加强国王的统治。中世纪的基督教与今天不同。在中世纪的欧洲，上帝的形象不是仁慈善良的而是有仇必报的，这让人们对上帝的态度不仅是“敬”，而且更多的是“畏”。在当时的社会结构中，上帝是全能的君主，而人类只是臣属。由于上帝主宰一切，因此一个声称自己是贵族的凡人对基督徒来说没有什么意义，因为人们认为自己只服从于上帝的统治，而非国王或者领主。因此，对于国王来说，让臣民变得忠诚的唯一方法是将自己与上帝联系起来，宣称自己是上帝挑选出来的统治者。“皇室之触”加强了国王是上帝选择的信念。基督徒由于害怕上帝的震怒，于是便将自己置于国王的权威之下。

英国有记载的第一位通过皇室之触治愈病人的国王是忏悔者爱德华（Edward the Confessor，1001～1066年）。这件事由马姆斯伯里的威廉（William of Malmesbury）记载下来：在格斯特拉甘古兰（Gesta Regum Anglorum），一位年轻的女患者来见国王，国王用洗涤和摩擦的方法治愈了她。这名女性在一周内完全康复。威廉认为，这一壮举是爱德华个人圣洁的结果，是圣人的奇迹。①

当然，并不是所有的患者都能得到皇室之触的治疗。王室的

---

① James F. Turrell, "The Ritual of Royal Healing in Early Modern England: Scrofula, Liturgy, and Politics," *Anglican and Episcopal History* 1 (1999): 3－36.

官员会从患者中进行挑选，只有那些看起来将要恢复的人才可能被国王触摸治疗。据载，爱德华一世（Edward I of England，1272 ~ 1307 年）在 1277 年触摸了 627 位患者、1284 年触摸了 197 位患者、1290 年触摸了 1736 位患者、1300 年触摸了 983 位患者；爱德华二世在 1316 年触摸了 214 位患者；爱德华三世从 1336 年至 1340 年每年触摸了 10 ~ 885 人不等。[①]

随着文艺复兴的纵深发展，新的知识不断出现，包括新的疾病知识。维罗纳的弗拉卡斯托利乌斯（Fracastorius of Verona）在他的著作《传染论》（*De Contagione*）里认为肺结核是由一种看不见的"病毒"传播的，它可以在肺痨患者的衣服中存活两年之久。他还指出，"这种疾病来自于获得性肺部溃疡，而真正的脓痰就是从肺部溃疡排出的"[②]。这是对疾病传播认知的巨大进步，尽管限于当时的科学条件，尚无法发现病毒。

詹姆斯二世的内科医生理查德·莫顿（Richard Morton）在他的著作《结核病学》（*Phthisiologia*）中描述到，肺结核的发病率非常高。他描述了这种病在年轻人中的严重程度，"那些正处花季的少年，都得了结核病"。[③]

现代对结核病的理解始于雷奈克的研究。19 世纪初，也是结核病席卷整个欧洲的时候，听诊器的发明人、法国医师雷奈克（René Laennec）通过在巴黎医院的认真研究，清楚地阐明了结核病的发病机理，大大推动了人们对这一疾病的认知，他还描述了

① Hellen Bynum, *Spitting Blood*, Oxford: Oxford University Press, 2012, p. 37.

② R. Y. Keers, *Pulmonary Tuberculosis: A Journey Down the Centuries*, London: Baillière Tindall, 1978, pp. 21 – 22.

③ Hellen Bynum, *Spitting Blood*, Oxford: Oxford University Press, 2012, p. 45.

大多数肺部疾病的物理体征。

在结核病肆虐的时候，医务工作者和科学家都在努力了解结核病的病因。在北欧，结核病通常被认为是一种遗传性疾病；而在南欧，人们则认为它具有传染性。这种认知可能最早是在 1720 年由英国医师本杰明·马丁（Benjamin Marten）提出的，他在《新肺痨理论：尤其是肺结核或肺部的痨病》（*A New Theory of Consumptions: More Especially a Phthisis or Consumption of the Lungs*）一书中推测，结核病可能是由“奇妙的微生物”引起的，而且具有传染性。① 法国军医让·安托万·维勒明（Jean-Antoine Villemin）在 1865 年对结核病的传染性进行了更加令人信服的证实。当时，他对一名结核病的患者的遗体进行了解剖，从结核腔中取出脓性液体接种到兔子身上。虽然接种后的兔子表面上看起来很健康，但在宰杀后的解剖过程中发现它也患有结核病。通过这个研究，人们发现了结核分枝杆菌的传播能力。

1882 年是结核病研究史上的一个重要年份。这年 3 月 24 日，德国微生物学家赫尔曼·海因里希·罗伯特·科赫（Hermann Heinrich Robert Koch）向柏林生理学会（Berlin Physiological Society）发表了他的研究成果：《结核病病原学研究》（*Die Aetiologie der Tuberculose*）。罗伯特·科赫在担任柏林帝国卫生部顾问期间，对结核病研究产生了浓厚的兴趣。当时，人们对结核病是遗传性疾病还是传染性疾病尚未有统一的认知。但是，科赫坚信这种疾病是由细菌引起的，并且具有传染性，因此他用豚鼠进行了实

① R. N. Doetsch, “Benjamin Marten and His New Theory of Consumptions,” *Microbiology Reviews* 3 (1978): 521 - 528.

验。到1882年，他最终发表了在结核病研究上的发现，并指出结核病的病原体是缓慢增长的结核分枝杆菌。[①] 1890年，科赫发现了结核菌素，并将其运用到结核病的治疗上。1905年，科赫因阐明了结核病的病因而获得诺贝尔奖。

1937年，美国生物化学家弗洛伦斯·芭芭拉·塞伯特（Florence B. Seibert）在科赫的研究基础上成功分离出结核菌素的纯净形式——纯化蛋白衍生物（Purified Protein Derivative，PPD），使可靠的结核病检测成为可能。

随着维勒明、科赫、塞伯特等人的工作推进，人们对结核病的认识不断深入。但在化疗和其他现代药物被发明之前，人类治疗结核病的手段是非常单一的，除了前述的中世纪的“皇室之触”外，对结核病可能比较有效的治疗手段就是在疗养院休养。

1859年，疗养院运动的发起人赫尔曼·布雷默（Herman Brehmer）在今天波兰境内的西里西亚山区戈贝尔多夫村（Gobersdorf）开设了第一家高海拔疗养院。布雷默最初的想法是，在高海拔地区的活动所带来的生理上的好处会有助于病人的康复。但他很快改变了想法，转而强调养生，认为有益健康的休息方式、良好的室外休息场所、温和的气候、适度的锻炼和健康的饮食将更有助于病人恢复健康。

1875年，美国的第一家疗养院由北卡罗来纳州阿什维尔的约瑟夫·格列斯曼（Joseph Gleitsmann）建立。11年后，爱德华·利文斯顿·特鲁多（Edward Livingston Trudeau）在萨拉纳克湖建

① T. M. Daniel, “Robert Koch and the Pathogenesis of Tuberculosis,” *The International Journal of Tuberculosis and Lung Disease* 9（2005）：1181－1182.

立了阿迪朗达克疗养院，并很快成为美国最著名的疗养院，这座疗养院也在他去世后更名为特鲁多疗养院。特鲁多自己就患有结核病，在他从医学院毕业后，病情曾多次反复。他深受布雷默关于新鲜空气和卧床休息能治疗结核病的观念的影响，后来成为美国疗养院协会创始人之一，主张在全美范围内增加疗养院的数量，以此作为防治结核病的主要公共政策。

在疗养院时代，医学的不断进步也催生了几种新的治疗手段，其中包括人工气胸、人工气腹、胸廓成形术、充填术、肺切除术等。在所有的治疗手段中，最简单的一种，即平躺卧床休息，确实有生理学科学依据。

随着20世纪50年代中期有效化疗的出现，疗养院的作用开始下降。到20世纪60年代中期，人们不再需要通过医院护理来进行治疗，大部分疗养院都关闭了。接受药物治疗的患者能很快消除传染性。1944年，瑞典科学家发现了链霉素和氨基脂环酸［Para-Aminosalicyclic Acid（PAS）］对结核病的治疗效果，但这两者都有副作用。1951年，来自美国和德国的药物学家几乎同时发现了异烟肼并开始使用它来治疗病人。异烟肼的发现是治疗结核病的一个巨大的突破，它也成为当时最有效的药物，而且安全性高、价格便宜、耐受性好。在当时，除了少数耐异烟肼患者外，大部分康复的患者都没有复发。不过，耐受性的存在也表明，多种药物治疗是必要的。在此基础上，医生们开发了将这三种药物结合在一起的“三联疗法”，即口服异烟肼结合PAS并肌注链霉素。此后，三联疗法几乎一直是结核病的标准疗法。但副作用的存在，一直推动着新药物的开发和研制。

链霉素的发现带来了其后大量药物的研究发现。随着结核病发病率的快速下降，民众的公共预防意识也开始减弱。人们认为，现有的药物足以打赢结核病战争。公共卫生部门将结核病归于普通门诊，对新药物的开发也失去热情。全世界对结核病控制的重视程度也在下降，公共卫生基础设施薄弱。所有这些导致了20世纪80年代末90年代初结核病的再次流行。人们又开始再次重视药物的开发。

四　结核病的社会影响

虽然结核病在人类的历史中一直存在，但由于记录的问题，我们很难得知它在欧洲古代世界的流行程度。直到17世纪，详细的记录显示结核病达到了流行程度。17世纪中叶，伦敦的死亡清单显示，伦敦五分之一的人口死亡是由肺痨导致的。英国作家约翰·班扬将其称为“死神的上尉”。18世纪和19世纪，随着工业革命和随之而来的大规模城市化进程的推进，结核病达到了顶峰。拥挤的公寓、血汗工厂、通风不良、空气中充满微粒物质，以及因贫穷、营养不良和现有疾病导致的抵抗力不足都为这种传染病提供了理想的传播条件。

广泛的感染也不可避免地导致这些国家的发病率和死亡率达到毁灭性的程度。到19世纪，结核病在欧洲和北美已经普遍流行，造成了四分之一的人口死亡，成为名副其实的“死神的上尉”。1838~1839年，多达三分之一的英国商人和雇员死于结核病，而在上层阶级中，这个比例则降到了六分之一。从1851年到1910年，在英格兰和威尔士，有400万人死于结核病，其中超过三分之一的人在15~34岁，这其中又有超过一半的人在20~

24岁。[1] 因此，结核病又得了一个“青年的强盗”的称呼。工业化和结核病之间的密切关系导致19世纪的人们普遍认为结核病本质上是一种“文明的疾病”。

然而，结核病却异乎寻常地和浪漫主义结合在了一起。与人类已知的任何其他疾病相比，结核病被赋予了一种浪漫的、唯美的形象，尽管患者遭受着可怕的痛苦。然而，结核病患者的“容貌”对女性却具有特殊的吸引力，它甚至达到了一种美的境界。从18世纪末开始，关于结核病的浪漫主义文学幻想就在欧美盛行起来，并开始使结核病浪漫化，或赋予它审美形象，这种幻想持续了一个多世纪。

浪漫主义时代始于18世纪末，在19世纪上半期达到顶峰。这个时代更加强调个人主义与自我，民族主义意识也在不断增强。这一时期的作品依赖于感官描写，把自然描绘成本质上的善，而人性则是污染自然的恶，用浪漫来掩盖原本黯淡的气氛。结核病因其表现的苍白、孱弱、忧郁而与当时的诗意和审美品质相结合，成为人们向往的疾病。在整个19世纪上半期，结核病一直与浪漫主义的感性联系在一起，而且得到了广泛的传播，尤其是在知识分子和艺术家中。这种浪漫化反过来又使诗歌和美学与结核病的联系得以延续，并导致了结核病与浪漫主义文人和艺术家联系在一起。在社会认知方面，结核病被认为是一种折磨知识分子和诗人的疾病。这种对结核病的崇敬使人们对真实的疾病的认知被浪漫主义的形象所蒙蔽，直到科学家们的发现被证实，人们才从结核病浪漫和神秘的象征中摆脱出来。

---

① Hellen Bynum, *Spitting Blood*, Oxford: Oxford University Press, 2012, p. 110.

对结核病的浪漫化首先体现在当时的时尚中。在医学领域对结核病充分认识之前，美丽与结核病密切联系——苍白、苗条、闪亮的眼睛以及玫瑰色的脸颊是19世纪上半叶美的理想特征。结核病导致患者体重严重下降，面色苍白、消瘦，而发烧又导致患者面色红润、眼睛发亮。在文学作品中，结核病发烧导致的面色潮红被描述为“玫瑰香腮”。因疾病折磨而自然表现出来的忧郁气质成为西方社会对美的理想，尤其是女性美。年轻女性比老年女性更可能患上结核病，这一现象更进一步强化了这种观点。那些未染病的女性则通过化妆来让皮肤变得苍白，让嘴唇变得红润，并穿上一件让人显得颓废的衣服，让自己看起来像一个结核病患者。当时其他常见的慢性且危及生命的疾病，如心脏病、糖尿病、癌症等，从未成为审美或情感浪漫化的对象。女性争相以患结核病为荣。她们发现，长期穿紧身胸衣的人更容易患上结核病，于是导致了紧身胸衣的流行。这种装束通过强力束腰来展现女性的形体美，然而它对人体结构造成明显的伤害，导致女性的胸廓收缩变形，肺容积明显缩小，腹部的容积也相应减小，胃部完全被禁锢在胸衣的包裹范围之内。这种服饰的结果是着装者呼吸不畅，稍有运动即气喘吁吁，同时也限制了着装者的进食，造就了消瘦的体型。然而，这却符合当时的审美。法国作家小仲马曾写道：“患肺病是一种时尚；人人都有结核病，尤其是诗人；当一个人在感情受挫后吐血，并在三十岁以前死去都是很好的。”①

结核病不仅与美有关，还与艺术天才有关。实际上在古罗马

① David M. Morris, “At the Deathbed of Consumptive Art,” *Emerging Infectious Diseases* 11 (2002): 1354.

时期，苍白就与天才和能力联系在一起。结核病患者有时会经历前述的“结核病患者痊愈希望”的现象。在人们对结核病认知有限的时期，这种心理状态被认为是结核病人创造力的来源。因此，结核病被认为是诗人和有能力的人的通病。“患有结核病的人被认为能够表现出巨大的创造能力，尽管他们经常处于紧张易怒的状态，尽管疾病伤害了他们的身体，但他们继续工作，而且产出他们最好的作品。”① 1820 年，雪莱给患病的诗人约翰·济慈（John Keats）写了一封信，济慈此时正在接受“空气疗法”，这是当时“旅行医疗”的俗称。他在信中说道：“你继续带着一副肺痨的样貌。这肺痨是一种疾病，它尤其喜欢像你这样写了这么好的诗的人。”② 当时许多著名的文人和艺术家都患有结核病，除济慈和雪莱外，还包括沃尔特·斯科特、埃德加·艾伦·波（Edgar Allan Poe）、亨利·索罗、弗雷德里克·肖邦等。

济慈在成为诗人之前曾经学医。14 岁时，他的母亲死于结核病。在他母亲生病期间，济慈一直照顾左右。几年后，济慈的兄弟托马斯也不幸染病，后来他自己也染病。1821 年 2 月 23 日，济慈死于肺结核，时年 25 岁。济慈的好友赛文在给方妮·布朗（Fanny Brawne）的信中这样写道：“他走了——他安详地死去，他似乎睡着了。”③ 济慈在患病期间，写下了他最著名的诗歌《圣

① René Jules Dubos, Jean Dubos, *The White Plague*: *Tuberculosis*, *Man*, *and Society*, Rutgers University Press, 1987, p. 65.

② René Jules Dubos, Jean Dubos, *The White Plague*: *Tuberculosis*, *Man*, *and Society*, Rutgers University Press, 1987, p. 65.

③ The Final Months, John Keats on His Deathbed, https://englishhistory.net/keats/john-keats-on-his-deathbed-poem/, Accessed Jun. 16. 2020.

艾格尼丝之夜》、《夜莺颂》和《秋颂》等。结核病几乎被视为艺术家的必要条件，正如小仲马所说的，在19世纪上半叶，罹患结核病是一种时尚。

济慈的诗歌以感性意象为特征，以主题的多向性和深度吸引读者。他的诗歌中有四首以死亡为主题，并提到了结核病，包括《夜莺颂》、《希腊古瓮颂》、《忧郁颂》和《初见额尔金石雕有感》。《夜莺颂》《希腊古瓮颂》《忧郁颂》都写于1819年，就在他的兄弟托马斯死于结核病不久之后。《初见额尔金石雕有感》写于1817年，当时济慈正在照顾托马斯。

在《夜莺颂》中，济慈的医学背景使他能更好地描述结核病带来的死亡的痛苦和疲惫。他把垂死病人的发烧和痛苦描述为：

> 我的心在痛，困顿和麻木/刺进了感官有如饮过毒鸩/又像是刚把鸦片吞服/
>
> 于是向着裂溪忘川下沉/……/远远地，远远隐没，让我忘掉/你在树叶间从不知道的一切/忘记这疲劳、热病和焦躁/这使人对坐而悲叹的世界/在这里，青春，苍白，消瘦，死亡/在这里，稍一思索就充满了忧伤和绝望/美丽保持不住明眸的光彩/新生的爱情见不到明日的朝阳/去吧！去吧！我要朝你飞去……

《夜莺颂》集中讲述了诗人的心痛以及夜莺的歌声如何让他感到快乐，给他一种愉悦和麻木的感觉。通过这首诗，诗人讲述了他想要跟随夜莺不朽的歌声，直到死去。《夜莺颂》的主题是济慈对死亡的渴望，希望他能以一种无痛苦的方式死去。诗人将自己的信仰寄托在夜莺的歌声中，夜莺的歌声“远远地，远远隐没”在夜色中。当《夜莺颂》被创作出来时，济慈很可能已经经历了结核病的痛苦。在他生病期间，济慈越来越意识到自己将死亡，可能会想找到结束痛苦的方法。在这首诗中，济慈用情感来强调从心痛中感受到的痛苦和人类死亡的现实。

在《忧郁颂》中，济慈表现了那些活着的人在所爱的人去世时所感受到的痛苦，但他强调，活着的人应该记住死者的美丽，活着的人必须从回忆的快乐中得到安慰。济慈很可能是通过他自己在他兄弟生病和死亡之后的悲伤经历描述痛苦和快乐。在《初见额尔金石雕有感》中，济慈用美和艺术的意象来审视人类的死亡。诗歌取材于人类的死亡，写于 1817 年，当时他正在照顾他的兄弟。他可能越来越意识到人的死亡，尤其是他兄弟的死亡。当托马斯的痛苦日益增加，死亡变得迫在眉睫，济慈却无能为力。这种无助感和对死亡的意识在诗歌中被表现出来。

济慈是诗人、天才与结核病关系的象征。人们常把他短暂但才华横溢的一生比作流星或燃烧的蜡烛，成为 19 世纪中期社会对结核病认知的焦点——结核病是高雅文化、感性和天才的标志。他的生活在他的诗歌中通过描述早逝的美以及悲伤和快乐得到了反映。通过他的诗歌，我们可以清楚地看到浪漫主义所使用的隐喻。济慈反复坚持在死亡中寻找美。这和许多其他浪漫主义者一样，用疾病塑造了那个时代的文学和诗歌。

埃德加·爱伦·波是 19 世纪早期北美浪漫主义运动中公认的诗人和小说家。和欧洲的浪漫主义运动一样，北美的浪漫主义运动也强调个人主义、自我以及认为自然界本质上是好的，而人类社会本质上是腐败的观点。当时的许多文学作品都以哥特式风格为特点。波也是如此，他的作品充满了神秘和恐怖的气息。

波两岁时，他的母亲死于结核病。1847 年，他的妻子也死于结核病。他妻子与病魔的斗争以及最终的死亡对波的创作产生了深远的影响，这一点从他对结核病的描写中可以看出。

1832 年，埃德加·爱伦·波出版了《梅津格斯坦》（*Metzengerstein*）。在这篇短篇小说中，波将死于结核病的故事浪漫化，将死亡描述为平静而无痛苦。但十年后，波改变了他的观点。1842 年，波出版了《红死病的面具》（*The Masque of the Red Death*）。在创作这部作品时，他的妻子正在遭受结核病之苦。在《红死病的面具》中，男主普洛斯佩罗王子试图忽视红死病的致命性。这与当时人们忽视结核病的致命性一样，他们倾向于将结核病的症状浪漫化，而回避它最终会导致患者死亡。在波的笔下，红死病不是浪漫的结核病，而是一种必须避免的致命疾病，普洛斯佩罗王子最终也死于这种疾病。

波对于疾病描写的这种急剧的变化反映了他自己生活中的变化。当波看到他的妻子遭受结核病的折磨时，他再也无法忽视结核病带来的痛苦。而小说中的"红死病"很可能就是指结核病。在《梅津格斯坦》中，他通过对死亡的颂扬来塑造结核病的浪漫主义形象，而在《红死病的面具》中，波描写了疾病的恐怖和无情。

意大利歌剧作曲家朱塞佩·威尔第（Giuseppe Verdi）根据小仲马的小说《茶花女》改编成了歌剧《茶花女》。歌剧《茶花女》主要讲述了维奥莱塔与来自外省的年轻中产阶级阿尔弗雷德之间的爱情故事。主人公维奥莱塔过着罪恶的生活，后来她被诊断患有结核病，最终通过死亡获得了救赎。结核病直接影响了两人之间的关系。从她晕倒后他们的第一次见面到她临终时的与阿尔弗雷德的含泪告别，他们的浪漫始终围绕着维奥莱塔的结核病。他们之间的爱情在她生病的时候更加坚固，当她的身体日渐衰弱他们之间的爱却日渐巩固。最终维奥莱塔在阿尔弗雷德的怀里死去，也是在爱的包围中平静地死去。①

这是结核病在 19 世纪被浪漫化的典型例子，人们认为结核病能把人从罪恶中拯救出来。只有当维奥莱塔屈服于她的疾病时，她才值得大家赞扬。这部歌剧将死于结核病视为一项崇高的事情，而不是不幸。

对结核病的浪漫化一方面表现为人们的向往，另一方面则表现为恐惧。在科赫发现肺结核细菌之前，人们还经常将结核病浪漫化为吸血鬼，并表现出对结核病的畏惧和狂热。当一个家庭成员死于结核病，其他受感染的人的健康状况会慢慢恶化。这让人们相信第一个死去的人在慢慢地从其他家庭成员那里吸取生命（血液）。19 世纪初，在美国新英格兰地区的死亡人口中，有四分之一死于结核病。在整个新英格兰，盛传着吸血鬼会引起结核病的谣言。②

美国最著名的“吸血鬼”事件发生在 1892 年罗德岛的一个叫埃克塞特小镇上。镇上一名叫乔治·布朗的人家中有三人死于结核病，而此时他的儿子埃德温也感染上了结核病。在布朗怀疑

---

① David M. Morris, “At the Deathbed of Consumptive Art,” *Emerging Infectious Diseases* 11 （2002）: 1353 – 1358.

② Paul S. Sledzik and Nicholas Bellantoni, “Brief Communication: Bioarcheological and Bioculture Evidence for the New England Vampire Folk Belief,” *American Journal of Physical Anthropology* 94 （1994）: 269 – 274.

是吸血鬼导致他儿子生病时，他的邻里对此坚信不疑。人们陷入了对吸血鬼的狂热之中。在周围的压力之下，布朗挖出逝去家人的尸体并烧掉了心脏，以“处死”吸血鬼。然而，埃德温还是很快死去。[①]

人们对吸血鬼的狂热甚至没有因为细菌理论和传染病概念的宣传而消失，尤其是在相对封闭且教育落后的农村地区。新英格兰的农村地区相对较为孤立，这阻碍了科学思想的传播，迷信和民间传说依旧盛行。人们害怕他们看不见的东西，这种恐惧是引发吸血鬼恐慌的主要原因。在发现结核病病因之前，人们疯狂地寻找病因。新英格兰的人们认为，与其看着他们所爱的人死去，不如挖掘、焚烧“吸血鬼”的尸体。

人们将结核病与吸血鬼联系在一起也非凭空想象。在新英格兰人看来，这种疾病的症状与传说中的吸血鬼非常相似。患病的人在晚上更加痛苦，这导致他们在晚上很清醒，这与传说中吸血鬼昼伏夜出的习性一致。结核病患者往往脸色苍白，而且由于咯血，嘴角时常会有血迹，这些特征也与传说中的吸血鬼形象一致。因此，人们自然而然地将结核病与吸血鬼联系在一起。在新英格兰地区，人们断定吸血鬼是致命的原因，并陷入狂热之中。[②]虽然在今天看来，这些认知是愚昧的，但当时的新英格兰人别无选择，只能把死者的尸体烧掉，因为他们还没有发现其他有效的治疗方法。出于对生命安全的担忧，一些新英格兰人愿意为了生

---

① Stanley M. Aronson, “An Alien Legend with a Bite,” *Rhode Island Medical Journal* 6 (2008): 159.

② Michael E. Bell, “Vampires and Death in New England, 1784 to 1892,” *Anthropology and Humanism* 2 (2006): 124 - 140.

存不惜一切代价。

结核病在人类历史上产生了特殊的文化和社会现象。在浪漫主义时代，人们将结核病与诗意和审美联系在一起。结核病带来的消瘦、苍白、面颊红润被视为理想化的美，这强化了人们对结核病的看法。直到现代科学发现了结核分枝杆菌，人们对结核病的看法才从诗意和审美变成了由传染性细菌引发的疾病。医学的进步让人们看到了结核病的真正危害，也让人们对它的描述发生了翻天覆地的变化。这些力量结合在一起，帮助人们改变了对结核病的看法。它不再被视为浪漫主义的、带有诗意的、优雅和令人愉悦的疾病。相反，它回归了本质——一种令人恐惧的疾病，一种在当时无法被有效治疗的疾病。

第五章　1918 年流感：大流行之母

流行性感冒（Influenza）简称流感，是一种由流感病毒引起的传染性疾病。因其中文名称中带有“感冒”二字，常常使人们误以为它和“感冒”类似，是一种可以忽视的疾病。然而，两者在致病原理和危害性上都有本质性的区别。1918～1919 年的流感大流行，也称西班牙流感，是有记录以来袭击人类最严重的瘟疫，比黑死病更致命。在短短的一年多时间内，它感染了全世界三分之一的人口，并造成 5000 万至 1 亿人死亡。[①] 这场发生在第一次世界大战后期的瘟疫所造成的死亡人数甚至超过了战争本身造成的死亡人数。流感在最初的一个月内就导致了全世界 800 万人丧生，然后几乎蔓延到地球的每一个角落，并表现为三波不断推进的流行病，对年轻人造成尤其严重的打击。

英国卫生部首席医师乔治·纽曼（George Newman）称这次流感是“我们这个时代最大的历史性灾难之一，它影响着无数人的健康，在短短几个月时间内比五年的欧洲战争还摧毁了更多人

① Johnson, Niall and Juergen Mueller, “Updating the Accounts: Global Mortality of the 1918 - 1920 Spanish Influenza Pandemic,” *Bulletin of Historical Medicine* 1 (2002): 105 - 115.

的生活。它突然的暴发，并且完全按照它自己的方式出现，就像夜间的小偷，偷走了财富”。[①] 这场流感的影响不仅限于1918～1919年。自那以后的所有甲型流感，以及全世界几乎所有的甲型流感病例，除了人类感染禽流感病毒如H5N1和H7N7外，都是由1918年流感病毒引起的，因此，1918年大流感也被称为“大流行之母”。

一　流感的流行病学

流感病毒是一种独特的重组病毒，其传播能力不断变化，它从禽类传播给人类，然后又在人类间相互传播。流感病毒攻击人类或动物的呼吸系统，具有高度传染性。当感染者咳嗽、打喷嚏或说话时，会产生飞沫并传播到空气中，然后被附近的人们吸入，造成感染。此外，当人们接触了带有病毒的东西，再接触鼻子、眼睛或嘴巴时，也会造成感染。人口密集的环境——城市特别是军营这样的环境使病毒能够很容易在人与人之间传播，而全球范围内的人员和货物流动使它可以在全球范围内快速传播。

由于流感病毒有惊人的变异能力，每隔几年，世界就会面临一场流感的威胁。新的流感毒株在鸡、鸭或其他禽类中被发现，并引发人们的猜测和局部的恐慌，认为新的流感疫情即将暴发。流感病毒通过两种方式改变其抗原性：抗原漂移和抗原转移。抗原漂移是病毒基因突变的结果，而抗原转移是病毒基因组的8个

① Ministry of Health, *Report on the Pandemic of Influenza, 1918－1919*, London: His Majesty's Stationery Office, 1920, iv.

片段重组的结果。正是由于流感病毒不断变化，所以人类无法通过开发疫苗一劳永逸地解决问题。而当一种毒性很强的新型流感毒株出现时，人们对它几乎没有免疫力，这更加剧了人们的恐慌。

一般情况下，流感的传播具有季节性。通常从深秋持续到春季。美国疾控中心（CDC）的数据显示，每年大约有20万美国人因流感或与流感相关的并发症入院治疗，而且在过去的30年里，美国每年有3000人至4.9万人死于与流感相关的疾病。[①]

流感的典型症状通常包括寒战、发烧、咳嗽、喉咙痛、鼻塞或流鼻涕、头疼、肌肉酸痛和疲劳等，有些人还可能会出现呕吐和腹泻。由于个体差异，症状也有所不同，有些患者甚至不会出现发烧这种最典型的症状。

在毒株毒性不强的情况下，大多数患者通常在几天后就会康复。但有些患者会因为流感而出现并发症，其中一些可能危及生命甚至导致死亡。常见的中度并发症有鼻窦炎和耳部感染，而肺炎则属于严重的流感并发症，它可能由流感病毒引起或者由流感病毒和细菌共同引起。流感引发的其他严重并发症还可能包括心脏病、心肌炎、脑炎、横纹肌溶解综合征以及多器官功能衰竭等。流感病毒感染呼吸道会在体内引发极端的炎症反应并可能导致败血症，流感还会使一些慢性疾病恶化。比如哮喘患者可能会在感染流感后诱发哮喘，而患有慢性心脏病的人可能会因为流感而病情迅速恶化。幼儿、孕妇、老人以及慢性病患者尤其面临更

① Centers for Disease Control and Prevention, *Key Facts about Influenza (Flu)*, https://www.cdc.gov/flu/about/keyfacts.htm。

高的流感并发症风险。

在面对毒性很强的流感时，人们往往束手无策。1918 年流感第二波开始后，许多受害者身上产生了可怕的症状，并在数小时或数天内就会死亡。一些病人吐出大量泡沫状的痰，还夹杂着鲜亮的血液。他们的脸色发青，这是肺炎的征兆。患者肺部充满液体极易导致窒息。对于医生而言，这种症状几乎就是死亡的信号。“在一个大病房里转来转去，除了看他们的脸色以外，根本不用检查病人，就可以几乎一致地凭他们的肤色认出那些即将死去的人。”①

1918 年大流行是由 H1N1 病毒引起的。与季节性流感不同的是，绝大多数人对病毒缺乏免疫力。季节性流感通常是由原有菌株的轻微变异引发的。在 1918～1919 年，大约有 30% 的美国人感染了 H1N1 病毒，死亡率超过 2.5%，远高于季节性流感 0.1% 的死亡率。1918 年大流行的另一个特点是死亡率呈“W”形年龄分布。不同于先前的流感倾向于在儿童和老人中造成更高的死亡率，1918 年流感更倾向于在 15～45 岁的群体中造成更高的死亡率，受害者都处于生命的黄金时期。在美国，流感导致 15～45 岁人口死亡的概率是以前流感的 20 倍。② 年轻人的高死亡率与免疫系统的过度反应有关。在有些受害者中，病毒引发了“细胞因子风暴”，导致身体免疫系统的过度反应，当身体释放细胞因子来对抗流感病毒时，这些细胞因子也破坏了肺组织。也就是说在

---

① Ministry of Health, *Report on the Pandemic of Influenza, 1918 - 1919*, London: His Majesty's Stationery Office, 1920, p. 72.

② Jeffery K., "Taubenberger, Initial Genetic Characterization of the 1918 Spanish Influenza Virus," *Science* 275 (1997): 1793 - 1796.

攻击病毒时，细胞因子也攻击了脆弱的呼吸组织，使那些拥有最强免疫系统的人最有可能死于呼吸疾病，尤其是肺炎。但也有很多人的死亡是由继发性感染引起的，如细菌性肺炎，会在患者感染后的几天或几周内发生。婴儿死亡率高是出生后就接触病毒以及较高的早产率造成的。[①] 这种特殊的流感病毒与之前人们对这种疾病的认知相左。它在没有预兆的情况下迅速袭击人类。也正是由于这种特殊性，连医护人员也放弃了以往的临床描述方式，而用非常形象的方式来记录它。英国卫生部的罗伯特·弗伦奇（Robert French）这样描述道，"一个健康的社区，如兵营、学校，出现了一例流感，在接下来的几个小时或几天里，会有大批的人甚至整个社区里的每个人都感染同样的病毒，传播的速度极快。病人会突然抽搐，感到极度颓丧，完全不能做任何他想做的事；由于疲惫，他不得不躺在原地"。[②]

二　1918 年流感大流行

流感病毒的最早起源已不可考。自中世纪以来，流感就周期性暴发。根据记载，1500 年以来，人类历史上发生了 14 次规模较大的流感大流行。由于流感的传染性特征，病毒会随着人员的流动而出现在世界的所有地方。自"细菌理论"时代开始，1847 年、1889 年、1918 年、1957 年、1968 年、1977 年和 2009 年都

---

① Alice Reid, "The Effects of the 1918 - 1919 Influenza Pandemic on Infant and Child Health in Derbyshire," *Medical History* 1 (2005): 29 - 54.

② Ministry of Health, *Report on the Pandemic of Influenza, 1918 - 1919*, London: His Majesty's Stationery Office, 1920, p. 67.

发生了较为严重的大流行。1889 年的流感病毒通过铁路和轮船迅速传播到世界各地，导致数百万人死亡，其中大部分是老年人，对社会的影响低于 1918 年流感。2009 年的流感首先在美国被发现，不像其他几次那样严重，只引发了中度流行。

1918 年的流感大流行有一个常见的名字叫“西班牙流感”。然而，这个名称与发源地并没有直接的关联。第一次世界大战期间，西班牙作为中立国，拥有较为宽松的媒体环境，他们从一开始就对疫情进行了报道。1918 年 5 月下旬，马德里首次报道了疫情。而与此同时，同盟国和协约国为了保持士气高涨，对战时新闻实施了严格的审查制度，纷纷隐瞒了流感的信息。由于西班牙的新闻媒体是唯一的流感报道来源，很多人误以为流感起源于西班牙。而在当时的西班牙人看来，病毒来自法国，因此称之为“法国流感”。

早在 1918 年流感发生以前，美国就出现了一次呼吸道疾病流行。据统计，美国流感和肺炎的死亡率在 1915 年和 1916 年急剧上升，[①] 但到 1917 年很快下降。大流行的第一波出现在 1918 年春天，随后快速转变为更致命的第二和第三波。这场大流行是不是 1915 年病毒的变异，已不得而知。

1918 年流感的首个病例于 1918 年 1 月在美国得克萨斯州哈斯克尔县被发现，两个月后流感在当地美军训练营集中暴发，随后疫情蔓延至美国各地乃至全球。

1918 年 3 月，流感疫情开始在美国得克萨斯州的福斯顿军营

---

① Capps J, Moody, “The Recent Epidemic of Grip,” *JAMA* 67 (1916): 1349 - 1350.

暴发，1100 名士兵感染，随后全美 36 个大型军营中有 24 个陆续暴发疫情并传播至周围城市。1918 年 5 月，美军陆续被派往欧洲战场，疫情开始在法国扩散，并从那里传播到西班牙、埃及、巴勒斯坦和远东。但这一时期的病毒致病性并不强，没有造成比通常流感更多的死亡，因此也没有引发恐慌。例如法国海军司令部的 172 名卫兵中大部分都感染了流感，其中 54 人住院，但最终全部康复，无一人死亡。到 1918 年 7 月，疫情在英国、法国、德国、西班牙、葡萄牙和南美大陆的部分地区开始变得严重，被称为“第一波”。

第二波病毒的致命性明显增强，并带来了前所未有的大规模袭击。从 1918 年 8 月中旬开始，病毒发生了变异，第二波疫情在西欧、美洲、远东迅速蔓延，几乎无人幸免，死亡人数急速上升。

1918 年 8 月 15 日，200 名感染病毒的水兵乘坐英国海军舰艇曼图亚号从英国到达西非塞拉利昂的弗里敦。两周内，当地码头工人将流感传播到城里，大约有 3% 的塞拉利昂人死于这场流感。港口的其他船只将病毒带到了非洲海岸的其他港口，铁路、公路又将病毒带到了内陆各地。

法国的第二波流感出现在西北海岸的布雷斯特，这里是美国远征军的登陆港。到 1918 年 9 月，美国远征军大约有 160 万人。病毒随着军队的移动而移动，给部队和沿线的平民造成严重的伤害。很快，与法国海上往来的美国波士顿港出现了第二波流感，并在美洲大陆迅速传播开来。俄罗斯也随即出现了第二波流感，并传播到亚洲。到 1918 年 11 月，澳大利亚、新西兰和太平洋岛屿也出现了第二波流感。至此，在全世界有人类居住的各个角落几乎都出现了流感。

第三波流感出现在 1919 年 2 月，虽然它的毒性没有第二波强，但它对已经遭受重创的人口再次造成重创。

大流行造成的死亡数字令人难以想象。1918 年美国有 67.5 万人死亡，由于当年记录的巨大死亡人数，美国人预期平均寿命减少了约 12 年。北美和拉丁美洲以及澳大利亚和新西兰的土著人口不成比例地死去，有些社区失去了 80% 的人口。英国、法国、德国的死亡人口都在 25 万人以上。

非洲的死亡率高于欧洲。欧洲的死亡率为 1% ~2% ，而非洲的则超过了总人口的 5% 。在肯尼亚，有 5 万人死于流感，占总人口的 5.5% 。南非可能失去了 28 万人。南亚是受疫情影响最严重的地区，仅印度就遭受了至少 600 万人的人口损失，甚至可能多达 1500 万人。印度尼西亚的死亡人口达到 150 万人。①

由于疫情发生在战争后期，政府和公共卫生官员对于疫情的反应非常随意。如前所述，由于媒体的战时管制，同盟国和协约国都很少报道大流行的存在。1918 年 1 月美国堪萨斯州医生迈纳发现了这一传染病的危险性，发出了“严重流感”的警告，但当地政府未能给予重视。第二次流行初期，纽约、费城等城市的卫生部门在当地出现流感致死病例后仍然否认流感的威胁，不但拒绝实施流行病学家建议的禁止集会、隔离、关闭学校等措施，理由是会引起恐慌并干扰军事行动，反而在费城举行了几十万人规模的自由公债游行，用于战争公债的销售。美国公共卫生部和军

① Niall Philip Alan Sean Johnson, “Updating the Accounts: Global Mortality of the 1918 – 1920 ‘Spanish’ Influenza Pandemic,” *Bulletin of the History of Medicine* (2002): 105 – 15.

医署也多次向美军司令部发出警告，要求停止军队间的调动、停止将染病的部队派往欧洲，但美军司令部认为停止军队派遣将助长德军士气，因此大部分意见没有被采纳，派往欧洲的美军也未进行严格的检疫措施。相反，面对民间逐步扩大的疫情和恐慌，政府为了稳定士气，采取消息封锁策略，包括美联社在内的众多媒体提示民众“恐惧是我们的头号敌人”，使得民众警惕性下降且防控措施滞后。由于防疫措施不力，疫情很快在10月初大暴发，社会和军队陷入混乱，政府才不得不采取了严厉的防疫措施，但为时已晚。

战时机制导致医护人员被大量征调，这加剧了民间医疗资源的短缺和疫情的恶化。疫情暴发期间，大量医护人员被征调到军队医院，美国军队一度占用了全国四分之一以上的医护人员。另外，医护人员在疫情暴发中也损失惨重，如费城总医院43%的医护人员病倒，政府被迫启用已退休医护人员及尚未毕业的医学生，医护人员的短缺加重了民间的恐慌。

直到战争结束，在一些管制相对宽松的国家，政府才开始采取缓和疫情的措施，但效果一般。学校、剧院、图书馆和其他可能有人群聚集的场所被关闭，但教堂始终开放。政府呼吁民众佩戴口罩，并宣传酒精、烟草以及一些药物的好处，但实际上并没有奏效。

大流行期间最让人绝望的是，医生并不知道如何治疗这种疾病。自19世纪90年代以来，人们一直认为流感是由一种细菌引起的疾病，于是采取了对病毒不起作用的治疗方法，直到1933年，科学家才最终发现引发流感的是病毒，而非某种细菌。许多医生试图求助于疫苗来治疗病人，但在缺乏任何关于疾病原因的真正认知的情况下，这些希望注定破灭。尽管医生们已经竭尽所能，但在大流行面前，他们无能为力。

在大流行期间，由于医生无法给予有效的治疗，护理就成了最有效的治疗方法之一。然而，参加第一次世界大战的国家都经历了明显的护士短缺，所以护理人员严重不足。而且，流感本身也造成了大量医护人员的死亡。尽管如此，护士还是给很多病人带来了安慰，尤其是在医生对治疗无能为力的情况下，护士的精心护理起到了非常重要的作用。医生们经常表达出对瘟疫的绝望，而护士则为自己能减轻病人的痛苦而备感自豪。

三　1918 年大流行的影响

大流行对 20 世纪早期产生了巨大的影响。它不仅对遭受沉重打击的家庭、社区、社会和国家产生了巨大的影响，而且对两次世界大战期间的政治和经济产生了影响。个人承受着丧失亲友的痛苦和悲伤，经济承受着巨大的滑坡，各国政府在大流感的打击下意识到发展公共卫生系统的重要性。

虽然大流行发生在战争期间，并且通过军队的集结与调动传播病毒，但很少有人关注这场瘟疫对战争的进程和结果产生的影响。1918 年 9 月底到 11 月初，美国远征军正投入在默兹 – 阿贡尼攻势（Meuse-Argonne Offensive）中。在 400 万人的远征军中起码有 100 万人感染病毒，这迫使美国远征军指挥官约翰·潘兴少将（General John Pershing）不断地向华盛顿呼吁增加医疗援助。10 月 3 日，在默兹 – 阿贡尼攻势开始一周后，他在电报中说：“在法国的许多地方，我们的部队中流行着流感，并伴有许多严重的肺炎病例。请求1500名陆军护士作为紧急需要送到法国。”[①] 在前线服役的第88师报告说，大约有30%的部队感染了流感，在这些感染的人当中有45%的人在一周内死亡。第86师有35%的人感染，其中一些连队的感染率达到了73%。这意味着无法随时找到替代前线伤亡人员的部队，而且由于感染流感的士兵和医务人员数量过多，军队撤离和治疗的能力也受到影响。虽然美军在默兹－阿贡尼攻势中打败了德军，但死于疾病的人比死于战争的人要多。[②] 流感不仅袭击了协约国，对同盟国也同样造成了打击，双方的军事力量都受到了重创。在前线战斗人员和交战国社会包括军事工业、后勤补给等方面都遭受战争以外因素的巨大冲击下，它无疑对战争本身也产生了影响。

1918年流感大流行产生的最大影响无疑是巨大的人口死亡。这次大流行造成的死亡人数是世界历史上有记录以来健康危机期间死亡人数最多的一次。而且大流行夺走了不成比例的年轻人的生命，因此它对各国的经济社会又造成了很大的影响，它直接导致劳动力数量的大幅减少。

令人不解的是，这场人类历史上最严重的瘟疫在它结束后并没有得到足够的关注。这或许是因为第一次世界大战造成的破坏和混乱的后果如此严重，以至于流感显得并不重要，也或许是因为人们还没有来得及重新建设一战留下的破败不堪的世界就被迫面临经济危机以及随后更大规模的第二次世界大战。一战、大萧

---

① Alfred W. Crosby, *America's Forgotten Pandemic: The Influenza of 1918*, New York: Cambridge University Press, 1989, pp. 122－157.

② Alfred W. Crosby, *America's Forgotten Pandemic: The Influenza of 1918*, New York: Cambridge University Press, 1989, pp. 122－157.

条、法西斯、二战、冷战和非殖民化，这些重大的事件吸引了人们太多的注意力，以至于没有给 1918 年大流行留下空间。直到 1977 年，在杰弗里·陶本伯格（Jeffrey Taubenberger）的带领下，科学家们才确定了导致 1918 年大瘟疫的病毒——H1N1。流感病毒因其可变性强，注定人类将无法消灭它，也无法通过开发疫苗永除后患，在人类的历史中将一直有新的流感病毒伴随。

结语 人类的反思与公共卫生系统的发展

公共卫生的属性和作用一直在不断变化，其目的是避免疾病和其他威胁个人和群体健康的因素。纵观历史，为大众提供健康保障的观念都是基于个人健康。而且，客观上能减少疾病和伤害的行为往往与以审美为动机的措施交织在一起。从狭义上讲，公共卫生仅指社会组织对病人的护理和对流行病的控制，公共卫生是为保护人们不受疾病侵害而采取的所有集体措施。采取这些行动的具体形式取决于社会对威胁健康因素的认知、已有的医学知识、政府的结构以及各种社会和文化因素。

进入现代以来，世界范围内的公共卫生有了长足的进步。而在历史上，人类早已为公共卫生做出了一系列的努力，也取得了成效。

人类很早就自觉或不自觉地认识到肮脏和疾病之间的联系。考古发掘表明，人类在很久以前就开始协同努力为居住区提供清洁的水源并处理人类和动物的排泄物。一些民族，如西半球的古秘鲁人和欧洲的伊特鲁里亚人在工程方面成就卓越。他们创造了大型的污水排放系统和净水输送系统。人类社会的任何发明创造都是基于当时的社会需求。对于部落社会的人们来说，污染带来的瘟疫和混乱以及随之而来的死亡可能被理解为神的惩罚，于是污染与神灵的愤怒便产生了联系，出于对神的愤怒的恐惧，排污系统和净水系统的建立就得到了普遍的认同。因此，这些系统的创建很可能出于部落社会普遍存在的恐惧。实际上，在人类的古代历史上，自然泉水和水井一直都是宗教活动的中心场所。

这些客观上促进了公共健康的给排水系统还扩大了人类早期的居住区，因此，这些对人类的健康产生积极效果的做法在所有的早期文明中都被不断地复制或重塑。早期最著名的卫生工程是公元前 300 年到公元 200 年的罗马共和国和罗马帝国建设的。实际上，罗马人建造的许多管道直到 20 世纪还在使用。早期罗马人在特鲁里亚人的基础上发展了水井、蓄水池和灌溉沟渠系统，促进了农业的发展。公元前 300 年，罗马人把保证充足的清洁水源与日常生活联系在一起，目前尚未发现证据表明这种观念与维护公共健康或者私人健康有直接的联系。但当他们开始建造城市时，高架水渠就成了罗马人生活方式的象征，也是罗马权力和大众福利的象征。

与高架水渠相关的是罗马的公共浴室，这也是罗马最宏伟的建筑之一。实际上，希腊人和罗马人都热衷于个人卫生，他们喜欢洗澡，并且非常重视用来洗澡的清洁剂、肥皂，还有各种带有保养和化妆效果的油膏。

罗马著名的医生盖伦曾写过一卷《卫生》，它是希腊医学思想和罗马医学实践的结合，代表了当时专业健康理论的最高水平。希腊医师希波克拉底的四体液理论阐述了在人体自然变化情况下保持平衡的基本方法。指出保持健康的重点在于预防，人们应该主动了解哪些食物适合他/她的体质，什么时候洗澡会促进或危害健康，什么样的运动适合自己，以及应该将注意力集中在细节和个人环境的管理上。

罗马的统治者意识到有效处理人类排泄物的重要性，因此建造了完整的下水道和阴沟以及公共厕所，并在农村地区收集排泄物作为肥料。然而，特权阶层和穷人之间存在巨大的鸿沟。赤贫、无家可归、极度拥挤的小木屋是平民的生活常态。因此，尽管卫生著作、高架水渠、公共浴室、公共厕所这些似乎是古代健康的理想主义写照，但残酷的事实是，希腊人和罗马人的平均寿命只有 25 岁左右。富人倡导的理想显然对公众健康没有产生明显的影响。

到了中世纪，欧洲的城市规模不仅没有扩大，反而缩小了。14 世纪早期，欧洲的城市人口一般不超过 15 万人，只有古罗马的十分之一左右。罗马法中关于个人负责清洁自家门前街道的原则被保留下来，并主导了“公共”卫生的干预实践。中世纪的意大利人对影响他人的行为进行了详细的说明，他们制定法律，禁止用动物尸体、人类垃圾和其他有害物质污染公共空间。但我们并不知道这些法律的实际执行情况，或许中世纪的城市比古代的城市更肮脏。尽管如此，在公共卫生领域仍然出现了一种新的公共、集体责任的观点。其中一些变化可能与欧洲的基督教化有关。在罗马时期，公共浴室是富裕阶层共同使用的，不分男女，但中世纪的法律规定了严格的性别隔离。

在中世纪，城市居民也像罗马人一样把尿倒在街上，但倾倒的时间受到了法律的限制。中世纪的城市也像罗马一样，雇用了清洁工人清扫街道、清理蓄水池和下水道，并集中处理垃圾。他们还选举或任命了地区监督员，对清洁工人和市民进行监督，并对违规行为进行处罚。意大利和西班牙的城市都适用了罗马的法律和习俗，对一些重要的公共卫生场所进行了规范，包括浴室、下水道和水源地，同时还规范了对卫生人员和市场的管理。

除卫生外，医疗也是对健康起重要作用的因素。人类在卫生领域的重大创新之一就是建立医院。在历史上，宗教一直扮演着医疗者的角色，神庙、教堂等宗教场所就充当了医院，但这些都不是现代意义上的医院。西方现代意义上最早的医院可能是建立于米兰的马焦雷医院（Ospedale Maggiore），它由弗朗切斯科·斯福尔扎公爵（Duke Francesco Sforza）建于1456年。这家医院存在至今，并发展成为一家现代化医院。大多数中世纪的城市都赞同建立城市医院，认为这是良好的基督教治理的象征。

相比与人类在卫生方面做出的努力，人类对于疾病尤其是流行病的预防和控制要晚得多。在古代和中世纪的欧洲，人们对传染病的认知非常有限。唯一的例外可能是在特殊“医院”隔离麻风病患者，而“隔离”这种方式后来成为控制流行病最有效的手段。对麻风病人的隔离源自古代犹太人的做法。在圣经时代，祭司们先认定那些患有麻风病的人，然后强行将他们赶到一个指定的地方。与犹太人不同，中世纪的基督徒承担了为麻风病患者提供照顾的公共责任，为他们提供食物、衣物、住所和宗教服务，但很少有医疗照顾。教会和国家合作，建立麻风病人医院。尽管如此，麻风病人还是受到排斥和歧视。他们偶尔离开隔离区的时候需要佩戴特定的感染标志，穿特定颜色的衣服，甚至还要挂上铃铛，以警示人们不能靠近他。

除了对麻风病患者的防范外，保护公共健康的集体行动通常是以危机为导向的。鼠疫的两次大流行对于公共卫生的发展起到了推动作用。在鼠疫第一次大暴发时，佛罗伦萨、威尼斯、佩鲁贾和莱里达等地纷纷制定了控制疾病的措施，比如对城市街道的垃圾，污染，各种腐败、腐烂的源头进行清理，也就是采用传统的卫生做法来控制传染病，应对紧急情况。他们首次创建了一个新的机构来协调公共努力。在佛罗伦萨和威尼斯，政府组建了一个委员会监督卫生法的执行情况，雇用医生、掘墓人和其他人员，及时发现病人、处理死者，维持公共秩序。

鼠疫的第二次大暴发也就是黑死病的暴发对欧洲造成巨大的打击，其屈指可数的积极效果之一是推动了公共健康以及现代医学的发展。黑死病的最重要的结果之一就是促使欧洲各地采取了一系列旨在防止瘟疫卷土重来的措施。这些措施构成了制度化公共卫生的最初尝试。在建立近代公共卫生体系过程中，意大利城邦扮演了非常特殊的角色。这主要是由他们特殊的地位决定的。作为地中海贸易的中心，他们接收着来自中东和北非的乘客和货物，并且最早受到瘟疫的侵袭。佛罗伦萨、威尼斯、热那亚和那不勒斯便成了制定这些政策的先驱。随后，法国、西班牙和北欧也纷纷效仿意大利的做法。

在黑死病流行期间，鼠疫防控体系的轮廓已经建立起来，在15世纪和16世纪，它变得越来越全面和复杂。但也存在明显的弱点，如覆盖范围小，属于局部的防控体系。这主要是由于当时现代民族国家尚未兴起，无法在更大范围内建立防控体系。到17、18世纪，这一制度开始有效运行并取得巨大飞跃。现代国家用官僚和军事力量来支持这个制度，并将覆盖面扩大到更大的层面。

黑死病推动了最早的公共卫生政策的形成，旨在保护民众并遏制疾病的传播，包括对病人进行各种形式的强制隔离。

由于西欧的黑死病最早是通过海上路线传入的，因此，对海外船只进行隔离成为最早的公共卫生防疫措施。在 14 世纪和 15 世纪，欧洲大多数国家都建立了隔离制度。“隔离”（Quarantine）一词来自意大利语“Quaranta Giorni”（原意为 40 天），即在黑死病流行期间，所有船只都需要被隔离 40 天，然后才允许乘客和船员上岸。

在 1374 年，当黑死病在欧洲再次流行时，威尼斯建立了各种各样的公共卫生控制制度，包括将病人从健康的人中隔离开来，并预防携带病毒的船只在港口停靠。1377 年亚得里亚海上的拉古萨共和国［Republic of Ragusa，位于今天的杜布罗夫尼克（Dubrovnik）］在远离城市的地方设立船只停靠处，要求所有被怀疑携带瘟疫的乘客在那里待满 30 天（Trentena），看他们在此期间是否会发病或死亡，如果他们待满 30 天后依然健康，就可以上岸。

1403 年，威尼斯人将隔离的时间从 30 天延长到 40 天。此后，“40 天”这个词也就演化为“隔离”。对于隔离时间确定为 40 天的原因有不同的解释，有人认为 30 天时间太短，需要延长；也有人认为“40”这个数字可能与基督教有关。在基督教的经典《圣经》中，确实有不少地方提到了“40”这个数字，比如《创世纪》里持续了 40 个昼夜的大洪水；以色列人离开埃及后在荒野里苦行了 40 年；摩西在西奈山待了 40 天后接受了“十诫”；基督复活后与门徒共同生活了 40 天；以及基督教的四旬斋（四旬斋也称大斋节或封斋节，根据《圣经》记载，耶稣在开始传教之前曾在沙漠中斋戒了 40 天）等。有了这种宗教上的认可，人们认为40天足以驱散一切病毒，城市也将得以幸免。与此同时，将隔离神圣化也有利于政策的严格实施，同时也给人们提供了精神上的安慰。

威尼斯隔离体系的医学理论基础是通过隔离消除有害的瘴气。这个理论无疑是错误的，隔离就能达到净化的效果的认知无疑也是错误的。但是，隔离还是起到了很好的效果。40天的时间早已超过了鼠疫的潜伏期，因此有足够的时间保证被允许上岸的人都是健康的。而如果船只上有感染的乘客或携带瘟疫的老鼠或跳蚤，那么40天的时间可能会给整个船只带来毁灭性的灾难。尽管如此，它却能避免整个城市被感染的风险。就这样，一个不准确的理论结合了宗教的信仰却产生了有效的公共卫生效果。此后，其他地方如马赛、瓦伦西亚、热那亚、那不勒斯、阿姆斯特丹和鹿特丹等地都模仿威尼斯建造了自己的检疫站，设置隔离点。

与建立海上隔离点相对应的就是建立陆上的检疫和卫生警戒线，也就是封锁线。它是禁止人员或货物从一个城市甚至整个地区出境的保护性地理线。海上隔离点的建立减少了来自海上的危险，但由陆上的贸易、朝圣和劳工迁徙产生的人员和货物流动带来的威胁仍然存在。早在黑死病肆虐的年代，出于恐惧，一些地方就已经开始自救，他们组织人员在边界巡逻，用暴力威胁驱赶外来者。后来，这种做法被正规化，并在城镇周围部署军队。这样，卫生警戒线就成了军事堡垒，旨在通过阻止陆路的人员流动来保护一个地区。

意大利城市皮斯托亚就是这样一个典型。皮斯托亚市位于佛罗伦萨西北大约30公里的托斯卡纳地区，是一座人口1.1万人的省级城市。为了避免居民受瘟疫侵害，市议会通过立法在城市周围设置封锁线，规定：禁止无证人员离开或进入皮斯托亚，违者将被处以最高 50 镑的罚款；对于那些携带用于生产服饰或床上用品的旧布、亚麻或羊毛的人再额外处以罚款。最多允许 30 磅的行李进入城内，但行李必须在 3 天内运出城外。[①]

如同海上隔离 40 天的宗教含义一样，马赛的教会在 1720 年颁布了一项法令，宣布任何偷偷越界的人都将被驱逐出教会，从而加强了封锁线的功效。18 世纪最著名的警戒线是哈布斯堡王朝设立的从多瑙河一直延伸到巴尔干半岛的警戒线，它主要用来应对从土耳其经巴尔干半岛的陆路贸易带来的危险。这条警戒线从 1710 年建立，一直运行到 1871 年德意志建立。它由军队把守，设有检查站和隔离站，以防止受感染的人从东欧进入西欧。

除了从海陆两路防止瘟疫输入外，还对城市内部出现的威胁进行管控。尽管有海陆两道防线，但瘟疫还是可能传入城市并暴发。如果出现这种情况，各地的卫生当局会采取严厉的措施来应对这种危险。作为预防措施的一部分，卫生委员会招募一群人专门从事搜索、搬运尸体并进行埋葬的工作。

卫生部门的首要任务就是找到瘟疫的受害者。考虑到瘟疫可能会带来巨大的死亡，城市将面临无数尸体被遗弃在房屋或者街道的危险。根据当时流行的瘴气理论，这些腐烂的尸体将散发有毒的气体并造成进一步的传染。因此，及时清除和妥善处理这些

① Halsall, P., ed., Internet History Sourcebooks Project; Ordinances for Sanitation in a Time of Mortality. 2001. https://sourcebooks.fordham.edu/med/pistoia.asp, Accessed Mar. 15, 2020.

尸体对公众健康至关重要。前述意大利城市皮斯托亚就如何处理死者遗体进行了详细的立法：

> 死者遗体在埋葬前必须装在钉着钉子的棺材里，棺材外面必须盖上一块布。每个人的死亡时间都需要通知市政官员，市政官员也要到现场去查看法律的遵守情况。如果不遵守这项法律将会被处以罚款，但穷人例外；为了避免尸体腐烂溢出气味，尸体必须埋到指定的深度［2.5 皮斯托亚布拉哈（Braccia），约合 165 厘米］；任何人在任何情况下不得以任何方式将尸体带入皮斯托亚城内，违者将处以 25 镑的罚款，城市门卫负责监管，失职者处以罚款；人们只能在教堂与遗体告别，在其他任何时候不得接触遗体，也不得返回死者居住的房屋，违者罚款 10 镑；除了直系亲属外，其他人不得前往死者的居所祭献礼物，违者罚款 25 镑；为了节约开支，家属不得在死者去世后的 8 天内购置新衣，违者罚款 25 镑，但死者的妻子除外；死者的家属不允许雇用哭丧者、鼓手举行公开或私下的悼念，或邀请皮斯托亚的其他公民参加葬礼；教堂的钟声在葬礼举行时只允许响一次。[①]

这些规定给固有的社区纽带带来巨大冲击。人们失去了向死者表达哀悼的机会，失去了表达最后的敬意的机会，失去了聚集

---

① Halsall, P., ed., Internet History Sourcebooks Project; Ordinances for Sanitation in a Time of Mortality. 2001. https://sourcebooks.fordham.edu/med/pistoia.asp, Accessed Feb. 13, 2020.

在一起安抚死者家属情绪的机会。死亡原本是中世纪人们最重要的事，此时，被迫变得不再重要。此外，仓促下葬引起了人们对死亡的恐惧，严格的公共卫生规定阻碍了天主教会对最后仪式的管理，加上死于瘟疫的人往往都被埋葬在那些被认为不神圣的地方，这些都引发了人们对来世的深切忧虑。

搜救人和运尸人为城市的安全做出了贡献，但同时也加剧了恐惧。他们从事高度危险的职业，但也遭受了周围民众普遍的敌意。他们有时会喝酒壮胆，并以隔离相威胁向健康的人索贿，或者向感染的人索贿让他们得以继续和家人待在一起。搜救人会在患者的房屋上画上显眼的红色十字，封闭房屋，并在门口设置岗哨，以防止有人试图进入或离开房屋。

对于那些感染或疑似感染的人，当局会强制将他们集中隔离。隔离的地方一般称为检疫站或者隔离病院，它不同于一般的医院，是专门为传染病人设置的，同时提供医疗支持。因为大多数被带到隔离点的人再也没有回来，因此这些隔离点一般都蒙上了恶名。隔离在当时也被认为等同于死刑，只是出于保护他人的目的。随着城市内死亡人数的上升，隔离医院也不得不采取极端手段来应对不断增加的死亡人数。他们有时把尸体成堆地埋在一个坑里，或者放在火葬柴堆上集中焚烧。白天的浓烟，夜晚的火光，以及强烈的气味，这一切都使隔离点成为极其阴森恐怖的地方。

然而，隔离医院与麻风病人集聚地并不相似。麻风病人集聚地起着死亡之屋的作用，它不提供任何医疗救助。而隔离医院则试图在最困难的情况下依然提供有限的治疗，尽管治疗效果并不好。隔离医院实施的护理可能给病人带来了一线希望，缓解了他们的焦虑。

由于黑死病的首次出现早于民族国家的形成，所以14世纪的卫生工作主要是由市政当局在几乎没有协调的情况下开展的。当时疾病的消息主要是通过旅行者传播，城市国家之间并没有正式的通报或者合作制度。然而，到了15世纪，许多意大利城镇开始建立瘟疫委员会，并使之成为永久性的公共卫生委员会，负责在疫情暴发时实施必要的措施。这可以看成国际卫生组织的前身，通过委员会之间的频繁通信，城市国家之间很快发展了合作关系。

在鼠疫流行的年代，清洁和卫生的观念也逐渐在欧洲各地扎根。通过越来越强有力的立法和公众意识，以及大力的宣传，城镇地区的卫生状况越来越好。受新希波克拉底（Neo-Hippocratic）关于健康与“空气、水和场所”之间关系思想的影响，卫生委员会和地方政府对街道清洁、尸体处理、公共浴室以及水源维护等采取了更严格的控制。

受瘟疫的影响，医生的防护设施也得到了改进。从15世纪开始，医生在接触传染病人时穿戴特殊的服装来保护自己。他们穿着用皮革或者油布做成的防护服、裹着绑腿、戴着手套和宽边的帽子，此外还戴着喙形面罩，并在鸟喙中填充上干花、草药或香料。根据当时的瘴气理论，怡人的气味不仅能防御瘟疫还具有治疗效果。面罩上有两片玻璃镜片方便医生观察病人。同时为了避开同病人的直接接触，他们用棍子给病人把脉，或者将药物递给他们。这种防护装备被称为“奈梅亨（Nijmegen）瘟疫医生服装”。但也有研究认为喙形医生服装的发明归功于1619年一位名叫查尔斯·德·洛姆（Charles de Lorme）的法国医生。

黑死病对医学最大的作用是冲击了现有的医疗体系并为现代医疗体系的兴起提供了动力。虽然黑死病期间出现了教士逃跑的现象，但整体而言，教会在照顾病人方面做出了贡献，值得人们尊重，只不过教会对医学和科学的影响几乎完全是负面的。在欧洲，在罗马帝国覆灭到文艺复兴的千年时间里，创造性思维受到压制。尽管不同的医学学派在意大利的萨勒诺（Salerno）和博洛尼亚（Bologna）、法国的巴黎和蒙彼利埃（Montpellier）纷纷建立起来。但这些学派的教学是对古代理论不加批判的重复，研究的内容是对古典文本确切含义的争论，几乎没有任何原创的思想。

到1347年，欧洲的医学界普遍刻板、无能。受过专业训练的医生大都沉浸在古代的医学传统中。医学实践主要基于希波克拉底、盖伦的思想。和盖伦一样，他们认为推理比经验重要，并认为古代医学权威的思想和教义比实践中获得的经验重要。这就直接影响到中世纪医生群体内部结构的等级地位。中世纪的医生由五个部分组成：内科医生（Physician）、外科医生（Surgeon）、理发师外科医生（Barber surgeon）、药剂师（Pothecary），以及无证从业人员。接受理论教育的内科医生地位最高，其次是基于经验的外科医生，尽管他们也可能会接受一些理论培训。在外科医生之下有一个非常特别的群体，他们在欧洲中世纪的军队中普遍存在，承担着从理发、修面到灌肠、截肢的所有工作，被称为“理发师外科医生”。再次是药剂师，尽管医生依赖他们调配药物，但药剂师的地位仍然较低。而在医疗系统里地位最低的就是那些没有经过专业培训的从业人员，比如助产士。一般来说，这一类从业人员在穷人中比较流行，因为穷人一般难以支付内科医生的诊治费用，而且在偏远的地方也难以找到内科医生。在中世纪早期，医生内部并没有上述非常明显的区分，而且医生本身就是神职人员。只是在大学兴起之后，才开始出现了区分。在大规模的致命传染病发生之前，这一体系看起来运转得很好，只不过当致命的黑死病来临之后，它的所有问题都被暴露了。

医学专业人员的结构划分非常符合中世纪的三功能说（Trifunctional Hypothesis）。顶层是内科医生。他们是精英，接受过医学理论的高度训练，人数不多，通常是神职人员和出生富裕家庭的子弟。尽管接受了希波克拉底和盖伦的世俗主义医学理论，但中世纪的医学依然与宗教联系在一起。疾病治愈首先来源于奇迹，然后是超自然力量，最后是特殊的宗教馈赠。因此，大学的医学教育通常由教会监督。在中世纪大学里，七门文科构成了博雅教育，即教育的基础，而神学、法律和医学属于高等教育，一般只有在博雅教育完成后才能开始进一步的深造。大学的发展使医学成为一门贵族职业，与神学和法学并列，但同时又缺乏神学的权威以及法律所能提供的晋升机会。因此，为了保住医学的贵族地位，内科医生们极不愿意使用手工技术也就是外科手术，以防止将医学与体力劳动联系在一起。这无疑加剧了内科医生与外科医生之间的分歧，阻碍了外科手术以及解剖学的发展。

黑死病的暴发改变了中世纪后期、特别是大学兴起后的医学发展模式。当时对黑死病的治疗策略主要是基于盖伦的体液理论。根据体液理论，体液平衡才能维护健康，因此医护人员的首要任务是满足病人的精神和情感需求，防止像恐惧和愤怒这样的非自然情感破坏病人的体液平衡，从而降低病人康复的可能性。为了安抚病人，医院会请来神职人员照顾病人，让他们情绪稳定，在病人大规模死亡的情况下，尽可能确保医院里秩序井然。

除了精神安抚外，也配合了物理治疗，但其理论基础依然是盖伦的体液理论。医生们认为，黑死病是由过量的血液，即湿热的体液引起的。因此，最主要的治疗方法是放血，通过放血来帮助身体排出导致疾病的毒素。除了放血外，排毒措施还包括催吐剂和泻药，通过呕吐和腹泻将毒物更充分地排出体外。医生们也会为病人提供内服药物，最著名的是底野迦（Theriac），它几乎是一种万灵药。底野迦成分复杂，包括了鸦片、肉桂、阿拉伯树胶、木耳、鸢尾花、薰衣草、油菜籽、茴香和杜松。首先将这些原料碾成粉末并与蜂蜜混合在一起，有时还会加入毒蛇的肉，然后让它们发酵和陈化。由于它被当成各种毒药的解药，因此自然也成了治疗鼠疫的首选药物，但其复杂和漫长的准备时间使它昂贵、稀缺，只有富人才能用得起。其他基于传统体液理论的治疗方案也得到了广泛的应用。医生有时会采用反向疗法，比如既然黑死病是由湿热的血液引起的，那就用干冷的药物来治疗，以达到平衡消除紊乱。于是医生们用菊苣、玄参、牛蒡、玫瑰、甘菊、水仙花、大黄、珍珠粉、亚麻和醋等做成药膏涂抹病人的身体。

但不幸的是，医生们提供的治疗方案在延长生命、减轻痛苦或治愈方面都是无效的。显然，他们所受的医学训练并没有让他们为这样的灾难做好准备，他们也找不到有效的方法来预防或治疗这种疾病。《佛罗伦萨年代记》的作者马尔基奥尼·迪·科波拉·史蒂芬尼（Marchione di Coppo Stefani）这样描述道：

> 1348年，在佛罗伦萨的城市和地区发生了一场非常严重的瘟疫。它是如此的狂暴，以至于在它占据的房子里，先前

照顾病人的那些原本健康的仆人都死于同样的疾病。几乎没有一个病人活过了第四天。医生和药物都没有效果。不管是因为这些疾病之前不为人知，还是因为医生之前没有研究过它们，似乎没有治愈的方法。大家都很害怕，似乎谁也不知道该怎么办。当它在一所房子里发生时，通常所有的人都会死去。①

薄伽丘也描述了佛罗伦萨的发病情况：

佛罗伦萨的瘟疫和东方不同。在东方，病人鼻孔流血是必死无疑的症状。在这里，疫病起初时，无论男女腹股沟或腋下现有肿痛，肿块大小像苹果或者鸡蛋，也有再小或再大一些的。不久之后，致命的脓肿在全身各个部位都可能出现，接着症状转向手臂，有的小而密集。这些斑点和原发性的脓肿一样，是必死无疑的征兆。医生的嘱咐和药物的作用似乎都拿它没有办法，或许因为这种病是不治之症，或许由于病因不明，没有找到对症的药物（除了懂医道的人之外，原本毫无医药知识的男男女女也有许多偏方）。在这种情况下，侥幸痊愈的人为数极少，大多数病人没有发热或者其他情况，在出现上述症状的第三天，或早或迟都会丧命。②

---

① Marchione di Coppo Stefani, *The Florentine Chronicle*, Rerum Italicarum Scriptores, Vol. 30., ed., Niccolo Rodolico. Citta di Castello: 1903 – 1913. http://www2.iath.virginia.edu/osheim/marchione.html, Accessed Feb. 13, 2020.

② 乔凡尼·薄伽丘：《十日谈》，王永年译，中国戏剧出版社，2005，第3~4页。

从这些描述中可以看出，在黑死病的混乱中，训练有素的医生未能战胜疾病，而那些未经训练的“医生”更是无能为力。可以想象，绝望中的病人会求助任何声称能够提供帮助的人，无论他/她是否受过医学训练，这也导致了偏方的流行。医生能做的只是宣布瘟疫是一种流行病，除此之外，别无他法。

黑死病把中世纪的医学置于一个十字路口。尤其对于医生来说，他们要么成功，从而为他们的职业赢得声望；要么失败，最终失去他们在社会中的地位。然而，那些接受过大学训练的内科医生通常出身于富裕家庭并集中在城市，加上部分医生在黑死病期间的逃跑表现以及极端的贪婪，使得那些没有证照的非专业医生成了绝大多数人唯一可以求助的对象，但他们在黑死病肆虐过程中几乎没有发挥任何积极作用，从而使整个医生群体的声誉大打折扣。

为了挽救声誉，医生们首先开始编写大量关于瘟疫的文献，他们详细描述了黑死病的病因、预防的方法等。1348 年，巴黎大学的医学系就撰写了一篇关于黑死病的文章。文章论述了黑死病暴发的原因，指出除了上帝的愤怒，还有另外两个原因：一个是天上的行星、一个是地上的气体。在天上，木星、土星和火星运行至一条直线是瘟疫暴发的主要原因；在地上，腐败的空气是次要的原因，而且腐败气体的产生本身也是行星排列的结果。[①] 三颗行星的直线排列发生在 1345 年 3 月 20 日下午 1 点，温暖潮湿的木星从地球上抽出了有害的气体和液体，炎热干燥的火星则点

① Anna Montgomery Campbell, *The Black Death and Men of Learning*, New York: AMS Press 1966, pp. 15 – 16.

燃了这些气体，引发了瘟疫和其他的自然灾害，而土星，不论它走到哪里都会把邪恶带到那里，当它和木星连成一线时，就会造成人口的大量死亡。[①]

对于预防措施，他们认为最好的方法便是祈祷并佩戴十字架。他们不建议逃离瘟疫地带，认为既然瘟疫是上帝的愤怒，那么逃离是无效的。在医学预防方面，他们认为怡人的气味非常重要，因为这些气味可以赶走瘟疫的毒气。于是那些受瘟疫威胁的人便焚烧各种芳香植物，如橡木、松树、迷迭香、芦荟以及麝香等。此外，他们还建议人们勤洗手脚，并涂抹玫瑰花水和醋，但不建议洗澡，认为洗澡会使人皮肤受热毛孔放大，反而容易被感染。出于同样的原因，运动也应该尽量减少。[②]

由此可见，医学界所依赖的依然是宗教以及中世纪关于行星运动对自然和人类影响的观点。它虽然表面上提到行星排列这种看似自然的现象，但实际上还是从超自然的角度来解释瘟疫的起因。对于学院派的医生来说，希波克拉底、盖伦的著作没有为他们提供任何有关如何抗击黑死病的知识，而神学也没有为他们提供任何有效的手段。

在黑死病的打击下，医学开始改变。到1500年，现代医学哲学和机构开始发展，医学变得专业化。黑死病导致许多传统医学的思想家、理论家都去世了。这是瘟疫带来的灾难，但这为新思想打开了大门。

---

① Anna Montgomery Campbell, *The Black Death and Men of Learning*, New York: AMS Press 1966, p. 40.

② Robert S. Gottfried, *The Black Death, Natural and Human Disaster in Medieval Europe*, New York: The Free Press, 1983, p. 114.

黑死病还促使了外科手术和外科医生的兴起。不受重视的外科医生，由于更多地跟患者接触，虽然不断地提供如放血疗法等并不科学的治疗方式，却获得了很多宝贵的经验。他们也从对瘟疫原因的猜测走向实际应对。而且对于民众而言，简单抽象的原因解释是无益于对抗疾病的，他们需要实际的治疗方法。外科手术手册和实用指南应运而生，并且这些文献都以各国方言形式写成，而非学院派的拉丁文。这可能与外科医生不及接受过高等教育的内科医生那样精通拉丁文有关，同时也与更有助于普通人阅读有关。但当时确实出现了普遍使用方言写作的潮流，甚至连一些精通拉丁语的内科医生也是如此，而且许多现存的作品也被翻译成方言。[①]

甚至在黑死病出现之前，在欧洲的一些地区，外科医生已经开始组织行会，维护他们的权利，同时规范手术的操作和流程。在黑死病揭示了传统医学知识的无能以及实际解决方案的必要性之后，他们有了更高的目标：开始开办自己的学院。外科课程得到加强，解剖学得到进一步的发展。而外科手术和解剖学的发展又产生了另一个重要的影响：它改变了医学院的重点，开始从医学哲学向实用物理科学转变。到 1370 年，外科医学院获得了授予学位、执照的资格。外科医生希望证明他们是有学问的医生，而不是工匠。而在此之前，由于他们被归类于工匠的群体，所以就更有必要把外科手术归于科学。此外，外科医生也在一些方面向内科医生靠拢，比如穿一样的工作服，学习拉丁语等。

---

① Robert S. Gottfried, *The Black Death, Natural and Human Disaster in Medieval Europe*, New York: The Free Press, 1983, p. 119.

在黑死病出现之前，很少有人就医生的行为和外表进行规范。但医生在黑死病期间的糟糕表现严重损害了这个群体的形象，使形象修复成为必要。外科医生在这方面起到了带头作用。他们认为这是一个提升自己的机会，通过表现得更专业，对自己的着装和态度更谨慎，从而超越其他医疗人员。作为一个整体如果他们能够表现得更有风度，这无疑能提高他们的地位。

在黑死病暴发之后的一段时间内，医疗实践得到进一步的规范，各种医疗从业者之间的竞争不断增强。黑死病的暴发造成了惊人的死亡率，但同时也为所有医生提供了一个公平竞争的机会。这在整体上促进了医学的发展。

总的来说，黑死病导致了医学实践过程的彻底改变，最终成了现代医学的开端。黑死病暴露了欧洲传统医学的弱点，冲击了现存的医学体系，使其走上一条全新的道路，并最终引发 17 世纪的科学革命。它表明，那些流传了几个世纪并在欧洲各个大学里被广泛接受的医学理论，在应对像黑死病这样的大瘟疫时是毫无用处的，而那些更多基于治疗措施而较少以因果理论为基础的实际医疗方案则是如此重要并被迫切需要。黑死病推动了实用医学的发展，随着黑死病周期性地在欧洲复发，实用医学的地位得到进一步提升。

当然，基于希波克拉底和盖伦医学理论的现有体系并没有崩溃。大学里的医学教育仍然以它们为基础，但医学实践、外科和解剖学的实践性研究逐渐拓宽了医学领域，医学院的重点发生转变。外科医生的地位不断提高，外科手术和解剖学也进入了大学训练的内容。这些变化的发生无疑与黑死病有着密切的联系。黑死病强调了实践医学的重要性，从而为外科医生提供了机会，使他们能够证明自己是最有资格践行医学理论和进行医学实践的人，并推动了这种实践研究在大学中获得一席之地。黑死病对推动医学的发展具有重要作用，它打破了在平常情况下人们对于古代医学的认知，迫使人们重新评估医学的方方面面，并使得实践医学得到了更多的关注、研究和提升了地位。

所有这些发展都是医学专业化的一部分。到 16 世纪早期，医学已经成为一个详细、复杂的知识和技能宝库，只有经过长时间的潜心学习才能理解它们。至此，现代医学还没有发展起来。或者说，距离成熟的现代医学还有很长的道路，尤其是在物理学方面的突破。但它已经走上迈向现代医学发展的征程。

然而，黑死病期间建立起来的公共卫生措施在瘟疫结束后的一段时间内并没有得到有效的发展，黑死病期间建立的委员会和其他卫生机构也随着瘟疫的结束而结束。除了米兰外，几乎没有其他城市设立临时卫生委员会。很少有城市专门从公共或社区层面解决遏制黑死病的技术问题，尽管当时流行的“空气腐败”理论实际上要求政府从公共层面采取干预措施。在米兰，对黑死病受害者的物品进行焚烧或消毒的措施被广泛采用。而在很多其他城市，“逃离”成了人们在经历黑死病后再次遇到瘟疫的第一选择。但如前文所述，黑死病客观上促进了隔离制度和检疫站点的发展。

直到 1500 年，意大利一些主要城市国家才设立了永久性的卫生委员会，对城市的卫生状况和疾病威胁进行常态化的监管。尽管这些委员会由贵族把持，很少有医生参与，但他们经常咨询专业医生，尤其是在受到瘟疫威胁时。到 16 世纪下半叶，卫生委员会经常咨询医疗机构成员，发布健康建议和卫生法规，并在瘟疫之后发布“报告”。在16世纪和17世纪，这些公共卫生监测和流行病控制的基本原则被欧洲很多国家采用。

在意大利和地中海沿岸的其他国家，卫生委员会发展为拥有很大权力的机构，它们掌握了相当部分的国家资源，并与外交部门合作，以获得其他国家卫生状况的信息，形成了具有国际卫生组织属性的雏形。当卫生官员获得其他国家传染病信息后，便可实施检疫、消毒、没收甚至焚烧来自该国的货物的措施，并阻止该国人员的进入。

到18世纪，个人和社区卫生逐渐制度化。与食品和食物交易相关的法律越来越多，各种各样的地方法规管理着食品市场、动物屠宰以及鱼肉销售。对食物的规范直接影响到人的健康。面包是西方社会的主食，也是食物立法涉及最多的对象。为了确保面包的质量，立法者甚至要求面包师必须在面包上印上自己名字的首字母，并任命检查员执行规定。而屠夫如果出售腐烂的肉则会遭受处罚。

废物和垃圾的处理一直是欧洲城镇最大的问题之一。各类垃圾被倾倒在下水道或其他水源中，散发着恶臭的露天下水道几乎是所有城镇的特征。直到19世纪晚期，抽水马桶还很少见，绝大多数人依赖茅房。清排茅房的工作通常由拾荒者完成，这些人有时是市政雇员，他们把排泄物置于敞开的推车里，穿过街市运到倾倒点。街道的清扫和垃圾收集也非常随意，在炎热的夏季，腐烂的垃圾往往散发出难闻的气味。

与欧洲相比，早期的美国城镇没有遇到这些问题，主要原因在于它们规模小，人口密度也低。由于土地便宜，很多污染严重的行业被设置在郊区。不过这种情况到19世纪发生了改变，不断发展的美国城镇开始面临与欧洲城市同样的卫生问题。

19 世纪标志着公共卫生的巨大进步。“卫生大觉醒”是 19 世纪社会改革的核心部分。卫生设施改变了社会对健康的思考方式。疾病被看成环境恶劣、道德沦丧的标志。卫生也改变了社会对民众健康公共责任的认知。保护健康成为一项社会责任。疾病控制继续以流行病为重点对象，但控制方式已经从对个人的检疫和隔离转向改善公共环境。疾病控制从对间歇暴发的反应转变为持续的预防措施。公共卫生成了一项社会目标，保护健康成了一项公共活动。

随着工业革命的发展和城市化的推进，城市人口越来越密集，恶劣的工作和生活环境成为常态，疾病的传播也比以往变得更加猖獗。以伦敦为例，天花、霍乱、伤寒、结核病的传播达到前所未有的程度。1858 年，泰晤士河的熏天臭气甚至一度上升到成为历史事件的高度，成为各大媒体的主要话题。工业化和城市化使保护健康是一项社会公共责任的观点更容易被人接受，同时在财政上也具有了可能性。在以往，疾病很容易被看成穷人的困境。在黑死病肆虐期间，富人们纷纷逃往乡村庄园，本质上是把自己隔离起来了。但在城市化的 19 世纪，富人显然无法避免与穷人的接触。而传染病在城市的传播是没有选择性的，几乎所有阶层的家庭都有人死于天花、结核病或其他传染病。

作为工业革命的发源地，英国在现代国家公共卫生计划的发展方面迈出了第一步。工业革命带来了林立的工厂和拥挤的城市。肮脏的工作和居住环境导致了一系列的斑疹伤寒流行，托马斯·珀西瓦尔（Thomas Percival）、约翰·费里亚（John Ferriar）和其他医生组织了志愿健康委员会。但由于当时英国盛行的自由放任主义（Laissez-faire）情绪，英国政府在公共卫生方面几乎没有取得什么成就。恶劣的工厂条件，特别是对儿童和女工的影响，刺激了公共卫生的发展。

1802 年，在一些有强烈责任心的医生和社会责任感的企业主的努力下，英国第一部工厂法《贫民学徒法》（Pauper Apprentice Act）颁布。但在工业革命初期，这部法律几乎没有发挥任何作用。直到 1833 年，在纺织制造商罗伯特·皮尔爵士（Sir Robert Peel）和罗伯特·欧文（Robert Owen）等人的努力下，终于出台了一部相对有效的工厂法，限制了纺织厂童工的工作时间，而且规定了由四名官员进行监督、报告和执行该法。这一措施标志着英国中央政府首次脱离自由放任的政策，在卫生和福利方面开始承担有限的责任。而对于埃德温·查德威克（Edwin Chadwick）、索斯伍德·史密斯（Southwood Smith）、阿什利勋爵（Lord Ashley）以及其他改革推进者来说，工厂检查员的报告是至关重要的。

实际上，除了糟糕的工厂环境外，当时袭击欧洲的霍乱也是政府采取行动保护人们健康的重要原因。1831 年，霍乱开始在英国引发普遍的恐慌，这种疾病主要袭击居住在拥挤肮脏环境中的穷人。公共卫生的先锋们认为，卫生计划是解决疾病和健康问题的首要方法。最终，在隔离与卫生措施的争论中，以查德威克为代表的卫生主义者获胜。可以说霍乱间接促进了英国社会一系列重大改革。除 1833 年的工厂法外，1834 年的新济贫法也与这场瘟疫有关。

1834 年，查德威克被任命为新济贫法委员会部长。在他的指导下，委员会在 1838 年对伦敦工人阶层的生活和健康状况进行了调查，随后又于 1842 年在全国范围内进行了详细的调查，这些调查为他后来撰写关于劳工阶层卫生状况的报告奠定了基础。根据查德威克的报告——《卫生状况总报告》（*Report on the Sanitary Condition of the Labouring Classes*，*1842*），当时贵族的平均死亡年龄是36岁，商人下降到22岁，而普通劳动者只有16岁。为了改善这种情况，查德威克提出了“卫生理念”的概念。他的理念基于这样的假设，即疾病是由垃圾分解产生的污浊空气造成的。因此，为了消除疾病，有必要建立排水网络来清除污水并清理垃圾。此外，查德威克还建议设立国家卫生委员会、地方卫生委员会，并任命医务官员来实现这个目标。

委员会的报告迫使议会颁布了英国的第一个重要的国家卫生法——1848年的《公共卫生法》，并成立了卫生总委员会。但查德威克的报告在当时备受争议，卫生总委员会也立即遇到困难。医学界普遍反对它，而地方官员也不愿向总委员会交出任何权力。1858年，总委员会被迫解散，其公共卫生责任移交给了枢密院。尽管如此，查德威克的报告还是影响了英国和美国后来在公共卫生方面的发展，促进了疾病控制手段的发展，并为防治和预防传染病奠定了基础。

在1848年《公共卫生法》颁布前，英国还通过了一系列卫生法律，如《公共租房法》《食品掺杂法》。从1847年开始，许多城市都任命了医务官员。随后在第三次霍乱大流行的推动下，又颁布了1866年《卫生法案》。这部法案扩大了中央政府管辖范围内的保健和卫生领域，并授权官员可强制要求各市县必须达到的最低卫生标准。随后几年的立法又进一步强化了1866年的《卫生法案》。1875年，一项全面的健康法案巩固了以往诸多与健康和卫生相关的立法，使英国拥有了当时世界上最好的国家健康计划。

法国不是工业革命的源发国，在工业化和城市化方面落后于英国，18 世纪末的法国大革命和随之而来的拿破仑战争虽然摧毁了大部分旧秩序，释放了社会的能量，但法国在医学和公共卫生领域仍然落后于英国。

1829 年，法国出版了世界上第一本公共卫生杂志：《公共卫生和医学年鉴》（*Annales D'hygiene Publique Et de Medecine Légale*）。法国著名的公共卫生专家勒内·路易斯·维勒姆（Rene Louis Villerme）在 19 世纪 20 年代就清楚地表明贫穷和疾病之间的关系。他在 1840 年发表了纺织工人的健康状况报告，推动了次年有限童工法的颁布。1848 年欧洲革命后，维勒姆和其他一些医疗改革家的呼吁起到了一定的效果。法兰西第二共和国的新政府建立了地方卫生委员会制度。只不过这个委员会只具有咨询性质，没有实权。1851 年，拿破仑三世推翻了法兰西第二共和国，医疗改革也化为泡影。直到 19 世纪末，法国的公共卫生一直远远落后于英国。

霍乱和黄热病的暴发引起了社会对医疗改革的要求，特别是在英国和美国。美国的公共卫生发展紧跟英国的步伐。在霍乱和黄热病流行的刺激下，美国的城市在 19 世纪初就开始任命永久性的检疫官员。纽约市在公共卫生方面发挥着带头作用。1804 年纽约设立了城市督察办公室，收集与城市相关的数据和其他信息，调查城市贫民的生活状况。

尽管如此，由于 19 世纪的主流思潮是自由放任，而且除了在受到传染病的现实威胁情况下，政府官员都觉得他们对健康没有什么明确的责任。传染病的现实威胁通常促使政府任命一个卫生委员会，开设临时医院，发起一场运动解决严重的卫生问题。但疫情一结束，检疫措施就放松了，政府随即将健康问题抛之脑后。当卫生问题再度恶化，比如街道上都是腐烂的动物尸体或者下水道的熏天臭气严重影响到人们的生活，引发众怒时，在公众舆论的压力下政府会再次采取行动，但这样的行动同样是临时性的，对环境的改善也是暂时的。

19 世纪是一个传染病极其严重的时代。结核病、疟疾、伤寒、斑疹伤寒、麻疹、白喉、猩红热、百日咳、黄热病、霍乱不时暴发。死于这些疾病的人口不计其数。面对死亡，人们往往听天由命，其原因一方面可能是在细菌学革命之前，人们对于这些疾病确实无能为力；另一方面，除非掌握了相当准确的统计数据，否则人们也很难衡量这些疾病的严重性。

受英国埃德温·查德威克的启发，美国的公共卫生推动者也开始在一些城市开展了卫生调查。其中最著名的调查是由马萨诸塞州统计学家莱姆尔·沙塔克（Lemuel Shattuck）开展的，调查结果以《马萨诸塞州卫生委员会报告》（*Report of the Massachusetts Sanitary Commission*）的形式于 1850 年出版。沙塔克的调查报告收集了马萨诸塞州人口的重要数据，记录了不同地区的发病率和死亡率差异。他将这些差异归因于城市化，特别是人口密集地区垃圾腐烂造成的空气污染以及不道德的生活方式。沙塔克认为，不道德的行为对于人们易患疾病有重要影响，比如酗酒和懒惰就常常导致人们健康状况不佳。此外，他还认为那些最易受到疾病影响的人也是那些不关心他们社区卫生的人。因此，他主张政府应当承担管理环境卫生的责任。报告还建议制定新的人口普查时间表；定期调查当地的健康状况；监督供水及废物处理；对具体的疾病，包括结核病和酗酒进行特别研究；向医院等医疗保健机构提供预防医学教育；建立地方卫生协会来收集和发布相关信息；建立州卫生委员会和地方卫生委员会来执行卫生条例。在纽约，约翰·格里斯科姆（John Griscom）也开展了同样的调查，并于1848年出版了《纽约劳动人口的卫生状况》（*The Sanitary Condition of the Labouring Population of New York*）。沙塔克和格里斯科姆的报告引起了很大影响，引发了人们对公共卫生的兴趣。

在沙塔克和格里斯科姆的报告出版几年后，瘟疫再次袭击了美国。1853～1855年的黄热病引起了全国性的恐慌，并导致了1856～1860年一系列国家检疫和卫生会议的召开。这些会议讨论的主题是是否可以通过检疫或卫生措施来控制黄热病。最终，卫生主义者赢得了胜利。到1860年，当他们正准备把大会变成一个由卫生官员和卫生主义者组成的全国性组织时，美国内战爆发了。

内战的爆发并没有让人们遗忘卫生问题，相反成千上万的人涌入军营以及全国各地的部队调动造成了新的卫生问题，也促进了公共卫生运动的开展。内战结束后，纽约市在1866年成立了大都会卫生委员会（Metropolitan Board of Health），这是美国第一个永久性的市政卫生部门。1869年，马萨诸塞州成立了美国第一个州卫生局，并根据沙塔克报告的很多建议形成了公共卫生系统。同一时期，路易斯安那、加利福尼亚、哥伦比亚特区、弗吉尼亚、明尼苏达、马里兰和亚拉巴马等州和地区都成立了卫生委员会。到19世纪末，美国有40个州和一些地方建立起了专门的卫生部门。沙塔克的报告成为美国公共卫生系统历史上最有远见和影响力的文件之一。他提出的许多原则和措施被认为是公共卫

能是疾病的病原体。在此期间，公共机构开展了一系列的活动，并将活动范围扩大到科学实验和流行病学领域。公共卫生责任开始包括了环境卫生和个人健康两个方面。

为了开发和应用这种新的科学，美国的一些州和地方的卫生部门在19世纪90年代开始建立实验室。第一个实验室建于马萨诸塞州，作为州卫生委员会和麻省理工学院之间的一个合作尝试。纽约市也成立了这样的机构，作为纽约市卫生部门的一部分。很快，密歇根州安阿伯市和罗得岛川普罗维登斯市也建立了类似的实验室。这些实验室致力于通过检测和控制水系统中的细菌来改善环境卫生。1891年，马萨诸塞州的微生物学家塞奇威克（W. T. Sedgwick）发现水中的粪便细菌（Fecal Bacteria）会引发伤寒，并发明了第一个污水处理技术。塞奇威克还对牛奶中的细菌进行过研究，他也是对牛奶处理和巴氏杀菌进行限制性规定的主要人员之一。

科学的进步又进一步加强了公共卫生工作者对科学的热情。科学措施开始取代早期的社会、卫生、道德改革措施，成为对抗疾病的最有效的手段。塞奇威克曾说："在1880年以前，我们什么都不知道，1890年后，我们知道了一切，这是光荣的十年。"① 疾病控制的新方法十分有效。在1908年以前，美国17个城市的伤寒死亡率为每10万人30人，18个城市的死亡率为每10万人15人至30人。在安装了水过滤系统之后，在这些城市中，只有3

① Elizabeth Fee, *Disease and Discovery*: *A History of the Johns Hopkins School of Hygiene and Public Health* 1916 - 1939, Baltimore: Johns Hopkins University Press, 1987, p. 23.

个城市的死亡率超过了每10万人15人。[①]

就在现代科学打响抗击各种传染病战斗的时候，卫生官员的工作领域也在不断扩大。19世纪晚期一个比较明显的社会问题是巨大的婴儿死亡人数。在西欧，随着德国的统一，民族主义再次成为主流思潮，捍卫国家安全的军事力量等同于人口的规模，提高妇幼保健的压力增大。妇幼保健运动始于英国和法国，那里的志愿组织开始推广儿童诊所。在美国，纽约的一位慈善家南森·施特劳斯（Nathan Straus）在1893年开设了一个牛奶站，为穷人提供免费或廉价的牛奶。这个做法在美国其他城市也得到了推广，并很快传播到西欧。多年来，这些站点逐渐发展成为婴儿保健诊所和妇幼保健中心。

1908年，纽约设立了第一个儿童卫生部门，这是儿童保健运动迈出的重要一步。1912年，美国总统西奥多·罗斯福签署了一项法案，建立了联邦儿童局。1919年举行了第一次白宫儿童健康会议，1921年通过的《谢泼德·唐纳法》（The Sheppard-Towner Act）为各州提供资金，鼓励制定妇幼保健方案。

随着公共卫生成为一项科学事业，它也成了专业领域。预防和控制疾病不再是常识和充满社会同情心的工作，而是知识和专业技能的任务。医疗改革由医生、工程师、化学家、生物学家指导。卫生部门作为健康科学知识的来源获得了很高的地位。很明显，控制传染病不仅需要公众和个人的认知，也需要国家机构的流行病学家和他们的实验室来指导。

---

① C. E. A, Winslow, "The Evolution and Significance of the Modern Public Health Campaign," *America Journal of Public Health* 2 (1924): 343.

虽然疾病控制是以细菌学为基础的，但研究发现，疾病传播的源头往往是人而不是物。科学研究让公共卫生部门确定了越来越多的疾病的存在及其特征，并提供了控制这些疾病的医疗手段。考虑到个人在传播疾病中的作用，确定和治疗个别病例就成为必须。马萨诸塞州、密歇根州和纽约市在19世纪90年代开始生产和使用抗毒素。一些州建立了疾病登记制度。1907年，马萨诸塞州通过了一项法律，要求对16种疾病的病例进行报告。要求报告意味着这些疾病必须得到救治。

人们还认识到，提供免疫接种以及治疗传染病并不能解决所有的健康问题。尽管在降低伤寒、白喉和其他传染病的死亡率方面取得了显著成效，但仍有大量人口因病致残。仍有很多疾病的传染因子尚未明确。而且，很多可以医治的疾病也主要影响到较为贫困的人口。疾病登记和分析发现，发病率最高的群体仍然是儿童和穷人。为了建立一个更健康的社会，卫生部门扩大了临床护理范围。许多地方卫生机构设立了诊所，处理结核病和婴儿死亡率问题。到1915年，美国有500多家结核病诊所和538家婴儿诊所，它们主要是由城市卫生部门经营的。这些诊所专注于提供医疗保健和健康教育服务。

公共健康事业在教育领域也在同步发展。美国是第一个认识到信息和说服人们改变生活方式重要性的国家。19世纪90年代，一些州和市的卫生委员会定时出版报告或公报。最初，这些出版物是为医生或担任卫生官员的专业人士准备的，到20世纪初，开始向一般公众分发各种小册子和公报，健康教育也在卫生部门获得了正式地位。在20世纪早期，纽约和巴尔的摩的卫生部门开始提供由公共卫生护士开展的家访服务。纽约开展了结核病的教育活动。1894 年波士顿建立了第一个校园健康诊所，纽约、罗德岛等地随后建立校园健康诊所，并逐渐在全国范围内展开。密歇根大学、哥伦比亚大学、哈佛大学和麻省理工学院相继开设了公共卫生课程，1913 年杜兰大学建立了卫生和热带医学学院，1918 年，约翰·霍普金斯大学开设了第一所公共卫生学院，旨在培养公共卫生专业的高级人才。

随着公共机构进入临床护理和教育领域，公共卫生的方向从预防疾病转向了促进健康。流行病学为源自社会改革的卫生计划提供了科学依据。公共卫生再次成为促进健康社会的一项任务。在 20 世纪，这个目标是通过对疾病的科学分析、对个人的医疗和健康习惯的养成实现的。1923 年，温斯洛将公共卫生定义为不仅是预防传染病的科学，而且是“延长寿命、促进身体健康”的科学。[①]

美国联邦政府在公共卫生方面的活动范围也有所扩大。美国国家卫生实验室于 1887 年在纽约史坦顿岛的海军医院建立，该医院包括化学、动物学和药理学。1906 年，美国国会通过了《食品和药品法》，开始控制食品的生产、标注和销售。1912 年，美国海军医院被改名为美国公共卫生局，卫生局长被授予了更多权力。虽然早期的公共卫生局活动不多，但到 1918 年，它的活动已经囊括了对入境人员进行体检、开展农村卫生示范项目以及控制和预防性病等方面的内容。1922 年通过的《谢泼德·唐纳法》建立了联邦妇幼卫生委员会，向儿童局提供行政资金，并向各州

---

① John J. Hanlon, George E. Pickett, *Public Health: Administration and Practice*, St. Louis: C. V. Mosby, 1984, p. 56.

提供资金以制定妇幼保健方案。各州的妇幼保健方案向女性提供护理、家庭保健、健康教育和产科护理，并指定一个国家机构负责方案的运行。《谢泼德·唐纳法》推动联邦为公共卫生项目制定指导方针，并为各州实施符合指导方针的项目提供资金支持。随着联邦政府在卫生方面的作用不断增大，以及需要联邦和州之间合作开展卫生项目的工作不断增多，联邦和州一级对公共卫生专业知识人才的需求也不断增加。

从 20 世纪 30 年代到 70 年代，地方、州和联邦政府在健康方面的责任持续增加。美国联邦政府在卫生方面的作用也变得更加突出。1930 年，美国国家卫生实验室迁往华盛顿特区，并重新命名为国家卫生研究院（National Institute of Health，NIH）。1937 年，国家卫生研究院大大扩展了研究职能，将对所有疾病的研究和调查囊括在内，并成立了国家癌症研究所，将其作为第一个专注于特定疾病或健康问题的研究机构。如今，美国国家卫生研究院发展成了一个包括神经和交流障碍及中风研究所、儿童健康和人类发展研究所、环境健康科学研究所和心理健康研究所等一系列研究所的综合性卫生研究单位。1938 年，美国国会通过了第二项《性病控制法案》（Venereal Disease Control Act），为各州提供联邦资金用于性病的调查和控制。1939 年，联邦安全局（Federal Security Agency）成立，负责公共卫生服务、国家教育和福利计划的制定。公共卫生服务继续扩大。第二次世界大战期间，疾病控制中心（Center for Disease Control，CDC）成立，此后不久又成立了国家卫生统计中心（National Center for Health Statistics）。

支持个人健康服务的联邦计划和州计划也在不断增加。1935 年通过了《社会保障法》。法案规定了为各州设立公共卫生服务以及培训公共卫生人员的联邦补助金援助计划。法案还增加了儿童局在孕产妇和儿童保健方面的责任。1946 年通过了《国家心理健康法》（The National Mental Health Act），设立了国家心理健康研究所，作为国家卫生研究院的一部分。这个研究所还被授权为精神卫生专业人员的培训项目提供资金，并为当地社区精神卫生服务的发展提供资金。这些方案使联邦政府能够向老年人支付保健费用，并使联邦—州的合作方案能够向穷人支付保健服务费用。

1966 年颁布的《健康合作法》（The Partnership in Health Act）为各种方案制定了整体拨款的办法，为州和县在一般性健康、结核病控制、牙科健康、家庭健康和心理健康等方面的活动提供联邦资金。联邦政府将这笔整体赠款用于鼓励各个州和县进一步发展保健服务。1967 年通过的《综合健康规划法》建立了一个全国性的健康计划机构体系，并允许在全美各地发展社会健康中心。

在联邦政府在卫生保健领域作用增大的同时，州政府的作用也在增大。许多联邦政府一级的变化刺激或支持了各州的项目。各州扩大了它们在卫生方面的活动范围，以适应医疗补助、健康教育、健康规划以及许多其他联邦政府资助的项目。特别是联邦的医疗保险和医疗补助在州一级产生了巨大的影响。为了参与医疗补助计划，各州必须指定一个单独的机构来指导这个计划。

20 世纪 60 年代的一些计划也促进了地方卫生部门和私人卫生组织卫生服务的发展。妇幼保健、计划生育、免疫接种、性病控制和结核病控制向地方卫生部门提供了财政和技术援助。

到 20 世纪 70 年代，美国公共卫生活动不断扩张的财政影响开始日益凸显。人均卫生支出从 1965 年的 198 美元增加到 1970

年的334美元。巨额的开销使几十年前的社会价值观遭到了批评，控制医疗费用成为美国政府的目标。1973年的《保健法》和1974年的《全国保健规划和资源开发法》开始致力于降低医疗成本。

公共卫生机构的任务不仅是根据疾病和健康的实际情况来确定卫生保健系统的目标，而且要寻找在现实社会结构内实现卫生目标的可行手段。

总的来说，西方国家在经历数个世纪的探索，尤其是19世纪"卫生大觉醒"以来的努力后，已经逐渐建立起了现代卫生健康体系。现代卫生健康体系对于控制和预防传染病起到了极其重要的作用。人们对卫生的认识也迈上了以科学为基础的全新台阶，对疾病的认知从感性转向理性，卫生习惯和卫生意识已经深入人心。然而，这并不意味着人类已经征服了瘟疫，新发传染病的不断出现以及人们在新发传染病初期所表现的恐惧与无助依然表明，人类需要敬畏自然，与自然和谐共处。

后　记

这本书的写作完全是一个意外。我的专业是世界历史，研究方向主要是欧美国家的族群、文化与社会融入。这一年我在美国加州大学·圣巴巴拉分校历史系访学，这里四季如春，校园两面临海，每天吹着海风看着书，生活看上去很美好。但突然有一天，我工作和生活的城市传来了新冠肺炎的报道，让我备感焦虑，因为那里有我的家人、亲友和同事。于是我没日没夜地搜索各种相关的新闻，甚至写信给我的合作导师，告知他我的状态已经无法再去参加课程。他表示理解并希望和我聊天，还建议我去海边散步。合作导师名叫保罗·斯皮卡德（Paul Spickard），是一个出生在西雅图移民集聚社区的德裔人，历史学资深教授，从事种族、民族、移民以及认同研究。保罗非常善良，他在随后的几天多次写信询问我的状况以及我家人的情况。在一个周一的上午，我们足足聊了两个小时。我突然跟他说："我想写一本疾病史方面的书，让人们更多地了解人类历史上的疾病，并从中吸取教训。但这个领域我从来没有涉足过，我只在通史类书籍中看过一些简单的介绍。"我不知道那时为何突然有这样一个想法，但保罗跟我说："现在发生的是一件很大的事，而且你的家乡受到了很大的冲击，你应该做点什么。你以前可能并不熟悉疾病史，但这不代表你不能去研究它，你的工作将非常有意义，不管它成功与否。”

是的，我相信这将是一项非常有意义的工作，不管结果如何。在这期间，历史系通过学校和美国慈善捐助机构 Direct Relief 圣巴巴拉的分支机构在全校范围内发起了捐款活动。几天之后，历史系又举办了慈善义卖活动。这些事情我都参与其中，让我非常感动，也坚定了我的信心。从那之后，焦虑和担心转变成决心，我打算进入一个陌生的领域，开展一项有意义的工作。

下定一个决心很容易，但开始一项工作却很艰难。接触全新的领域，面对无数的书籍和文章，不知从何下手。但令人高兴的是，在我苦苦摸索的时候，国内传来了越来越多的好消息，疫情不断好转，这些好消息给我带来了源源不断的动力。但同时也有不幸的事情正在悄然发生，疫情最终演化成了世界大流行。而在成书之际，世界已深陷疫情的泥潭。

人类历史上发生过无数次传染病的流行，有地方性的，有全国性的，有世界性的。未来也还会发生各种流行疾病。认识疾病、认识生命、认识疾病对人类社会的影响，也许可以被看成一种生命教育，让我们可以更加理性地看待这个世界，看待这个世界上的一切事物。

非常幸运，访学期间历史系给我安排了一间独立办公室，让我可以按照自己的时间工作而不受外界干扰。在疫情最艰难的时刻，我都把自己关在 HSSB · 3238 的办公室里，没日没夜地看书写作。和我办公室相邻的查维兹－加西亚教授（Miroslava Chávez-García）向我提供了办公楼日常管理的所有信息，让我能有序安排我的工作。

由于我的专业是世界历史，我对医学知之甚少，但我想瘟疫的历史不应该只是单纯的历史，它应该涉及医学的知识，所以我努力将医学和社会两个方面相平衡。但我想，由于领域的陌生，特别是个人能力上的不足，行文中不免在两个方面都会出现错误，希望专家指正。

加州大学·圣巴巴拉分校，HSSB·3238

2020年8月9日

图书在版编目(CIP)数据

西方历史上的瘟疫 / 方长明著. -- 北京 : 社会科学文献出版社, 2022.4
ISBN 978 - 7 - 5201 - 9867 - 7

Ⅰ. ①西… Ⅱ. ①方… Ⅲ. ①瘟疫 - 医学史 - 西方国家 Ⅳ. ①R51 - 091

中国版本图书馆 CIP 数据核字（2022）第 042902 号

西方历史上的瘟疫

著　　者 / 方长明

出 版 人 / 王利民
责任编辑 / 孟宁宁
文稿编辑 / 杨言妮
责任印制 / 王京美

出　　版 / 社会科学文献出版社 · 群学出版分社（010）59366453
地址：北京市北三环中路甲 29 号院华龙大厦　邮编：100029
网址：www. ssap. com. cn
发　　行 / 社会科学文献出版社（010）59367028
印　　装 / 三河市东方印刷有限公司

规　　格 / 开　本：880mm × 1230mm　1/32
印　张：6. 125　字　数：142 千字
版　　次 / 2022 年 4 月第 1 版　2022 年 4 月第 1 次印刷
书　　号 / ISBN 978 - 7 - 5201 - 9867 - 7
定　　价 / 59. 00 元

读者服务电话：4008918866